Knee Surgery
Activity Book

This Book Belongs to:

_____

_____

_____

Table of Contents

- **Welcome Message** 1
- **Word Search Puzzles** 2
  - Solutions 8
- **Crossword Puzzles** 13
  - Solutions 19
- **Sudoku Puzzles** 24
  - Solutions 28
- **Mazes Puzzles** 31
  - Solutions 37
- **Word Scramble Puzzles** 38
  - Solutions 42
- **Coloring Pages** 45
- **Funny Riddles** 50
  - Solutions 57

WELCOME, DEAR SURVIVOR!

We extend our sincere appreciation to you for your remarkable resilience and perseverance throughout your knee surgery recovery journey. Your strength and determination inspire us each day.

In this activity book, we honor your journey by offering a selection of engaging puzzles and games designed specifically for individuals navigating the challenges of knee surgery recovery. Each activity is crafted to entertain, uplift, and stimulate your mind, providing a welcome distraction and a source of enjoyment during your healing process.

We hope that this book brings moments of relaxation and positivity, serving as a comforting companion during your recovery. Thank you for your resilience and courage, and may these activities offer a small token of gratitude for your enduring efforts.

WORD SEARCH

How to Play:

A word search puzzle is an engaging word game comprised of letters arranged in a grid, typically rectangular or square in shape.

Your goal in this puzzle is to locate and encircle or mark all the hidden words concealed within the grid.

Words can be positioned horizontally, vertically, or diagonally within the grid.

Many word search puzzles feature a thematic approach, where all the hidden words are related to a common topic, such as food, animals, or colors. This thematic element adds depth and intrigue to the puzzle-solving experience.

ANIMALS

Crocodile
Dolphin
Eagle
Elephant
Giraffe
Gorilla
Kangaroo
Koala
Lion
Octopus
Panda
Penguin
Tiger
Wolf
Zebra

M	Y	H	U	H	N	K	T	L	L	W	F	O	T	W	U	B
J	Q	T	P	U	G	E	S	T	J	I	M	L	W	B	U	E
C	W	V	X	A	D	N	A	P	Q	U	O	X	O	G	M	A
M	E	U	P	R	E	G	I	T	Q	M	Y	N	N	W	D	R
C	S	L	N	W	S	N	U	A	R	R	F	F	T	X	E	B
R	C	R	I	W	F	G	N	I	U	G	N	E	P	A	Y	E
O	X	R	D	D	G	O	C	T	O	P	U	S	U	A	D	Z
B	H	P	P	T	O	I	U	O	O	R	A	G	N	A	K	Y
K	B	Q	X	O	R	C	R	B	F	A	P	N	N	M	P	H
Y	C	R	F	X	G	H	O	A	J	F	R	G	U	T	N	L
F	P	K	Y	G	L	D	D	R	F	V	P	D	O	N	U	C
S	B	T	V	E	X	W	T	D	C	F	B	M	X	A	J	M
D	O	L	P	H	I	N	K	Q	S	A	E	K	E	H	J	N
L	A	A	L	A	O	K	I	R	B	K	I	D	S	P	W	W
W	T	M	I	M	B	I	H	P	E	L	G	A	E	E	R	S
O	B	J	F	W	H	I	S	H	J	Q	V	G	M	L	G	Y
A	L	L	I	R	O	G	M	X	S	G	P	T	M	E	H	P

COLORS

Black
Blue
Brown
Cyan
Gray
Green
Lavender
Maroon
Orange
Pink
Purple
Red
Turquoise
White
Yellow

N	M	T	U	R	Q	U	O	I	S	E	E	X	I	E	T	B
G	X	W	Q	Q	E	J	P	D	N	D	O	X	E	X	W	T
R	V	T	F	X	D	G	E	B	J	R	S	D	E	I	U	L
A	E	W	H	X	B	K	K	L	O	M	A	R	O	O	N	W
E	T	D	O	R	R	Q	N	U	T	M	C	F	P	D	H	V
D	F	G	N	L	V	D	I	E	C	R	G	Y	P	I	K	T
P	K	R	R	E	L	C	P	C	V	Y	O	C	T	N	T	B
R	A	T	U	E	V	E	D	W	V	S	A	E	C	A	L	W
J	L	K	P	R	L	A	Y	Y	J	K	I	N	N	K	Y	H
Q	A	K	H	C	R	P	L	V	W	V	X	Q	N	Q	B	H
H	O	Q	D	R	N	A	R	I	E	V	N	O	O	Y	N	P
V	B	E	F	L	F	Y	M	U	W	W	K	B	R	Y	K	D
F	R	N	R	F	K	I	Q	K	P	V	G	S	A	O	M	S
B	I	W	T	N	R	E	B	J	K	U	F	R	N	B	F	T
K	H	O	D	C	X	J	M	P	A	A	G	Y	G	H	J	K
G	N	R	U	R	J	K	C	A	L	B	A	B	E	L	A	V
W	V	B	G	H	G	R	E	E	N	T	T	B	F	G	T	E

COUNTRIES

- Australia
- Brazil
- Canada
- China
- France
- Germany
- India
- Italy
- Japan
- Mexico
- Russia
- South Africa
- Spain
- United Kingdom
- United States

B	E	O	G	T	J	C	A	U	S	T	R	A	L	I	A	C
W	U	N	I	T	E	D	S	T	A	T	E	S	M	J	X	P
S	B	D	V	D	A	U	L	X	F	B	T	K	E	A	J	U
X	T	U	S	E	F	R	L	T	X	W	G	P	S	P	F	N
C	F	R	A	N	C	E	O	U	B	X	H	F	Q	A	C	I
N	E	A	I	D	N	I	D	C	K	A	F	R	G	N	Y	T
E	V	K	E	P	S	V	A	T	C	K	O	O	O	L	W	E
A	E	S	A	Y	H	J	K	I	Y	L	T	P	I	Y	A	D
K	Y	B	H	G	R	Y	R	L	L	Y	D	J	A	Y	X	K
M	E	X	I	C	O	F	H	W	J	L	X	L	I	N	Q	I
N	W	O	A	R	A	W	A	X	E	H	O	S	S	A	T	N
X	K	H	H	W	N	Q	N	I	A	P	S	S	M	S	G	
W	R	H	T	F	F	F	C	Y	L	A	T	I	U	R	U	D
X	U	U	Q	Y	R	A	C	A	N	A	D	A	R	E	U	O
V	O	R	E	S	D	U	G	T	Y	T	P	P	U	G	H	M
S	A	N	N	U	T	L	I	Z	A	R	B	H	P	A	P	B
K	Q	K	C	H	I	N	A	C	Y	I	G	R	J	K	M	E

SPORTS

- Athletics
- Badminton
- Baseball
- Basketball
- Boxing
- Cricket
- Golf
- Hockey
- Rugby
- Soccer
- Swimming
- Table Tennis
- Tennis
- Volleyball
- Wrestling

L	M	I	U	C	Y	S	Q	I	J	M	B	B	D	J	I	A
G	S	S	G	K	O	R	F	O	F	Q	O	A	H	B	U	L
A	W	Y	L	C	W	O	T	W	U	X	B	J	Q	A	N	L
O	T	F	C	F	C	R	S	I	I	L	U	Y	T	S	K	A
H	C	E	D	L	Y	M	P	N	S	B	O	O	W	K	R	B
G	R	S	O	O	T	I	G	X	W	N	D	N	Y	E	C	E
N	R	R	W	G	O	O	H	C	J	I	O	C	E	T	M	S
I	C	O	W	D	W	V	S	C	A	L	W	C	K	B	F	A
L	D	N	O	T	N	I	M	D	A	B	J	R	C	A	R	B
T	D	D	I	T	K	T	C	R	U	F	J	D	O	L	T	Q
S	T	A	B	L	E	T	E	N	N	I	S	R	H	L	T	T
E	J	M	E	B	E	T	H	A	I	R	U	G	B	Y	E	E
R	V	O	L	L	E	Y	B	A	L	L	J	L	H	T	N	K
W	D	R	K	I	C	M	H	D	K	P	G	G	S	M	N	C
A	L	R	Y	K	S	W	I	M	M	I	N	G	G	S	I	I
S	C	I	T	E	L	H	T	A	U	H	C	A	R	U	S	R
N	Y	J	V	Y	Q	Q	S	A	D	Y	W	W	T	C	E	C

FOOD

- **Cake**
- **Chicken**
- **Chocolate**
- **Hamburger**
- **Ice cream**
- **Pancakes**
- **Pasta**
- **Pizza**
- **Salad**
- **Sandwich**
- **Soup**
- **Spaghetti**
- **Steak**
- **Sushi**
- **Tacos**

I	M	B	I	H	P	R	D	S	O	U	C	X	Q	H	I	S
H	M	J	Q	J	B	A	H	S	T	T	H	M	S	G	J	Y
L	T	A	P	H	L	T	A	W	U	G	K	A	E	T	S	W
D	U	B	E	A	D	C	H	P	W	S	B	C	A	L	J	X
Y	O	R	S	R	S	C	G	A	L	I	H	J	I	E	K	D
G	K	S	G	Y	C	T	G	B	D	Y	L	I	K	A	P	S
J	I	A	T	E	Y	E	A	U	C	H	X	A	R	A	S	A
T	K	K	Y	D	J	W	C	H	W	D	C	M	N	S	P	N
A	M	L	I	R	P	T	M	I	R	U	S	C	N	X	A	D
C	H	A	M	B	U	R	G	E	R	G	A	E	H	M	G	W
O	P	I	Z	Z	A	N	R	E	U	K	K	J	Q	A	H	I
S	D	N	R	L	C	Y	A	T	E	C	V	O	L	O	E	C
E	R	K	L	M	O	K	W	S	I	L	S	B	S	Q	T	H
F	P	K	G	N	S	J	J	H	V	P	O	D	O	U	T	C
S	B	T	Q	E	X	W	C	T	D	B	U	F	Q	D	I	G
E	J	L	S	X	Y	D	I	G	U	C	P	L	V	Y	V	Q
E	T	A	L	O	C	O	H	C	G	K	L	K	H	A	W	A

WEATHER

- **Blizzard**
- **Clouds**
- **Fog**
- **Hail**
- **Heatwave**
- **Ice storm**
- **Lightning**
- **Rain**
- **Rainbow**
- **Sleet**
- **Snow**
- **Sunshine**
- **Thunderstorm**
- **Tornado**
- **Wind**

T	C	Y	R	O	D	R	A	N	N	U	P	R	N	E	A	J
X	E	L	W	O	N	N	I	S	H	N	J	Q	V	V	G	G
Y	Y	E	O	N	I	I	R	X	L	A	V	G	R	A	B	H
B	A	W	L	U	W	A	G	E	P	B	I	G	J	W	H	M
O	D	V	V	S	D	R	G	H	M	S	J	L	T	T	X	F
E	D	R	V	Y	I	S	M	H	W	W	N	O	H	A	N	L
N	P	A	A	I	F	I	X	L	O	Y	G	I	U	E	J	I
I	F	R	N	Z	G	V	H	B	F	Y	J	F	N	H	A	G
H	H	M	R	Z	X	N	R	L	Y	J	P	D	W	N	H	
S	W	I	K	X	O	I	R	Q	N	W	U	G	E	M	X	T
N	B	Y	F	H	A	T	L	O	Y	A	X	C	R	A	O	N
U	V	F	P	R	Y	R	M	B	C	W	G	G	S	G	I	I
S	B	W	T	J	I	C	E	S	T	O	R	M	T	P	F	N
P	W	Y	B	W	D	L	H	A	Q	N	R	C	O	Q	O	G
S	S	X	I	O	I	C	P	A	A	S	N	Y	R	I	G	B
D	P	D	I	G	O	G	R	D	P	L	J	O	M	X	A	K
E	J	U	R	H	I	X	I	E	I	D	S	W	W	W	Y	K

JOBS

Accountant
Architect
Artist
Carpenter
Chef
Doctor
Electrician
Engineer
Lawyer
Mechanic
Nurse
Police Officer
Programmer
Teacher
Writer

E	K	J	O	U	O	H	U	A	T	E	S	R	U	N	R	C
A	Y	N	E	M	F	H	R	E	U	N	H	N	K	T	E	I
M	X	I	U	Q	P	C	A	U	D	A	E	J	D	I	T	N
M	K	Y	A	L	H	C	O	Q	P	I	D	N	L	L	N	A
L	N	Y	C	I	H	B	P	W	V	C	E	G	H	D	E	H
P	W	T	T	E	L	V	W	H	V	I	X	Y	Q	D	P	C
D	P	E	R	K	Q	U	B	P	T	R	J	V	E	R	R	E
R	C	F	K	H	Q	I	T	S	I	T	R	A	M	E	A	M
T	E	J	M	K	L	M	U	X	Y	C	D	P	H	T	C	V
Q	B	E	O	L	B	Q	O	O	N	E	P	I	L	I	P	Q
R	E	E	N	I	G	N	E	R	E	L	E	L	H	R	D	R
Y	G	V	U	M	B	L	G	C	E	E	J	N	F	W	F	X
M	G	T	X	E	R	C	M	R	U	Y	T	O	M	E	K	N
P	R	O	G	R	A	M	M	E	R	M	W	X	P	U	H	X
V	C	A	C	C	O	U	N	T	A	N	T	A	D	E	O	C
P	T	R	O	T	C	O	D	G	Q	Y	B	K	L	N	X	V
P	O	L	I	C	E	O	F	F	I	C	E	R	Q	H	E	F

BODY PARTS

Arm
Back
Chest
Ear
Elbow
Finger
Foot
Hand
Head
Knee
Leg
Neck
Shoulder
Toe
Waist

Y	R	G	H	Q	U	Q	P	D	E	N	S	K	S	R	N	Y
C	G	V	C	B	J	L	M	I	U	E	C	W	T	L	D	E
R	E	D	L	U	O	H	S	O	C	E	N	F	L	K	B	B
M	N	N	B	G	M	A	K	A	N	L	U	K	C	P	U	R
B	R	S	E	O	U	R	Q	O	S	S	R	L	K	W	M	C
C	S	A	V	F	J	E	T	T	M	M	M	O	K	H	K	N
V	J	J	R	M	G	C	S	O	D	S	R	J	D	C	N	I
H	A	N	D	E	F	E	K	C	C	V	V	J	N	T	A	B
F	O	U	T	W	H	D	W	V	S	C	A	L	E	J	H	B
F	K	S	O	C	T	E	A	R	E	X	R	D	X	J	A	O
W	M	J	E	S	W	R	H	F	F	E	E	A	H	Y	V	T
W	J	W	P	X	Y	T	B	W	C	L	G	E	L	B	S	J
O	Y	C	R	G	N	N	O	X	X	R	N	H	E	K	X	E
B	K	R	I	Q	J	L	Y	O	S	R	I	O	G	Q	P	B
L	L	X	B	Y	Y	T	B	A	F	B	F	A	X	V	F	G
E	K	T	W	O	J	Y	W	R	Q	T	M	I	M	B	I	H
I	K	L	H	T	C	X	T	S	I	A	W	P	C	D	N	B

FRUITS

Apple
Banana
Blueberry
Cherry
Grape
Kiwi
Lemon
Mango
Orange
Peach
Pear
Pineapple
Plum
Strawberry
Watermelon

T	Y	K	P	B	P	Y	X	I	L	U	Y	T	K	H	H	A
C	U	R	E	U	P	K	R	X	Q	Y	U	W	L	S	A	E
K	V	O	A	V	I	G	C	R	W	W	C	T	T	N	G	G
T	F	L	C	N	N	E	C	H	E	R	R	Y	M	W	F	N
V	I	C	H	B	E	G	Q	A	Y	B	K	U	A	C	X	A
Q	W	X	T	E	A	R	B	F	D	H	W	T	F	T	W	R
Y	E	G	X	H	P	A	K	L	D	Q	E	A	E	U	B	O
L	H	W	D	E	P	P	X	G	U	R	H	J	R	F	K	M
W	I	T	I	L	L	E	M	O	M	E	Q	W	Q	T	B	C
I	P	V	O	P	E	C	N	E	N	U	B	L	T	M	S	O
W	W	E	J	P	P	M	L	M	U	T	A	E	F	J	V	R
I	P	V	A	A	E	O	A	P	G	N	Q	K	R	P	B	Y
K	G	H	S	R	N	Q	L	N	A	A	R	A	E	R	V	R
W	U	N	E	Q	T	U	S	N	G	N	U	W	R	N	Y	A
C	R	X	W	L	M	K	A	F	U	O	P	C	O	I	J	C
E	V	P	R	W	A	B	M	U	I	O	T	Q	A	R	D	U
U	Q	L	E	M	O	N	D	D	F	M	P	Q	V	C	Y	H

MUSICAL INSTRUMENTS

Accordion
Banjo
Cello
Clarinet
Drum
Flute
Guitar
Harp
Piano
Saxophone
Trombone
Trumpet
Ukulele
Violin
Xylophone

L	L	Q	N	X	Y	L	O	P	H	O	N	E	J	F	C
A	E	N	O	H	P	O	X	A	S	R	N	E	D	X	B	Y
N	E	N	O	B	M	O	R	T	N	O	E	K	T	U	M	V
Q	J	F	U	J	T	T	P	Y	I	F	Q	G	U	U	P	X
A	G	G	Q	Q	R	K	R	D	S	R	F	K	H	L	L	O
I	K	W	K	A	I	F	R	D	B	M	U	S	E	B	P	F
M	L	T	T	B	M	O	G	O	F	L	R	H	R	G	I	P
T	K	I	H	L	C	O	L	A	E	J	M	J	M	X	A	T
X	U	B	C	C	U	L	X	L	Y	B	P	U	C	K	N	G
G	S	X	A	G	E	K	E	M	P	K	V	G	R	B	O	B
P	X	U	B	C	K	N	T	J	V	H	E	K	X	D	D	A
E	V	H	R	X	U	I	O	C	L	A	R	I	N	E	T	H
G	J	Q	N	J	G	L	J	S	K	N	R	C	G	C	L	K
F	U	S	S	S	U	O	N	G	J	P	N	V	J	I	L	G
H	D	P	E	T	M	I	A	Q	L	T	E	P	M	U	R	T
J	E	A	B	G	X	V	B	X	R	X	W	W	K	U	F
Q	A	G	A	Y	V	X	V	H	Y	F	H	G	G	O	P	A

TRANSPORTATION

Airplane
Bicycle
Boat
Bus
Car
Helicopter
Hot air balloon
Jet ski
Motorcycle
Rickshaw
Scooter
Skateboard
Submarine
Train
Truck

```
D R A O B E T A K S K T R A I N J
O I N I W Y E U O J E T S K I V Q
W W A H S K C I R V V J T J U E F
R A C R L U I R P U H F H I G M U
U B C G T S B I X F V R O B F M A
P N N R N S K D Y D R F T X G O B
W M U Y H C N A I R P L A N E T D
U C N B E O F T P V V N I G U O N
K B M S L O S E B N K P R K I R G
O I T E I T Q M F L G I B S M C R
K C K G C E K N R O J Y A E E Y D
Y R N F O R O B I C Y C L E O C O
V X T P P C K A M V S Q L X U L U
A K Q K T T E R W W K B O K D E F
R Y E B E A K I I S A O O N S B D
O I M R R O J R N W U W N B Q G L
L K M Y U B S U B M A R I N E Y N
```

FLOWERS

Carnation
Chrysanthemum
Daffodil
Daisy
Gerbera
Hydrangea
Iris
Lavender
Lily
Orchid
Peony
Poppy
Rose
Sunflower
Tulip

```
G B W W C T T M G T A Y G R T M J
C V J C A N O I T A N R A C I H S
D H J L K P R Y J K O T L T V F P
Y P R W R D A I S Y H F F E G Y V
Y E O Y U H Y D R A N G E A P W Y
B O V J S J B Y P P O P G Q R I C
R N Q S Y A L E O Q K D Q C R B P
E Y G O B I N D P D I F O I N Y E
D J A Y L E M T T F Y D S I G U R
N V G Y J M L Y H O T O N D J L E
E P L K Y G Y G I E X T I T I B W
V A R E B R E G S K M H B D Q O O
A V L N F W D P P P C U O H I W L
L G V B F R X Y V R F F M P B E F
S X B Y F N P T O T F R Y O E S N
E I G Q T O F V V A U X P T W O U
F P I L U T N M D U P R N A O R S
```

8

HOBBIES

Birdwatching
Cooking
Fishing
Gardening
Hiking
Knitting
Model building
Origami
Painting
Photography
Pottery
Sewing
Woodworking
Writing
Yoga

```
O O N Q I A R K N I T T I N G U V
O R F B W D L O B Y O G A T K E P
J X H I H X R S M M A E K Y C R H
D M S G N I D L I U B L E D O M O
M G V F G X D P U Q J P X X C C T
D H T A K G Y G R U E B W P O W O
Q G M X N S K B O K H W R O O O G
K I D I K M I E Q F G U I T K O R
M E W S D R H G H N H R T T I D A
R E L E M X N E I L C E I E N W P
S R M A T I S N P Y W D N R G O H
O A D B H A E P R V W B G Y G R Y
D M N S R D C L I D T Q R Q S K L
C G I V R G N I H C T A W D R I B
P F P A W Y B P C J G X O K U N J
F G G L P Q D G N I K I H W K G U
P D T D J L P A I N T I N G Y L K
```

SHAPES

Circle
Crescent
Diamond
Heart
Hexagon
Octagon
Oval
Parallelogram
Pentagon
Rectangle
Rhombus
Square
Star
Trapezoid
Triangle

```
C E M I I W A R E X I N D Y F K P
P J D Q B H D T C U R O F Y X U E
C N Y E L G N A I R T G E H F K M
N O G A T N E P T Y A A E J H M V
N D R A T S M L P A W T R H A L M
T O W O E Q Y A G G J C R R H S D
P W G T T G W Y I N W O G Y G Q E
J Q C A R Q K L W K A O X O X U Q
S F R S X A L A V O L T X U E A D
O Y E L D E P U T E Y V C D B R P
I I S T B I H E L K B M C E D E A
U L C P H P A L Z O M I X B R F T
A S E V Q E A M S O R O B I E R I
J T N I K R A Q O C I I A B H H U
T A T O A X N R L N S D W C D J B
D U B P G Y Q E T O D T D D H H M
X V F G V Y J R H O M B U S N B Q
```

EMOTIONS

- Anger
- Anxiety
- Contentment
- Disgust
- Empathy
- Excitement
- Fear
- Guilt
- Happiness
- Jealousy
- Love
- Pride
- Sadness
- Shame
- Surprise

P	X	D	A	J	I	H	R	E	T	R	W	G	N	X	M	R
D	A	P	P	Y	J	M	Q	L	T	B	P	F	A	A	C	N
Q	U	J	Q	J	L	G	I	N	E	R	Q	X	U	M	X	Y
J	S	X	A	H	F	P	E	W	I	Y	J	R	J	W	B	H
Q	H	A	P	C	E	M	L	D	T	T	Y	J	E	E	B	D
U	A	G	X	D	E	E	E	G	N	E	E	E	F	G	N	U
Y	M	S	R	T	M	S	E	B	E	I	J	A	K	A	N	D
N	E	R	I	P	A	G	W	T	M	X	U	L	T	V	H	A
L	O	C	A	D	W	R	K	S	T	N	K	O	R	H	J	F
R	X	T	N	G	U	A	T	S	N	A	E	U	Y	I	T	E
E	H	E	Y	G	L	E	X	E	E	X	Q	S	Q	F	L	J
Y	S	I	W	G	V	F	I	N	T	Q	R	Y	L	K	I	H
S	Q	O	L	A	L	Q	T	I	N	R	X	G	G	M	U	M
R	D	O	T	I	J	U	Q	P	O	A	E	Y	O	M	G	H
G	V	J	C	X	C	Q	X	P	C	K	M	I	D	M	T	B
E	S	I	R	P	R	U	S	A	Q	J	H	V	G	B	W	D
I	A	S	M	B	H	G	M	H	D	I	S	G	U	S	T	T

OCEAN CREATURES

- Blue whale
- Clownfish
- Dolphin
- Jellyfish
- Lobster
- Manta ray
- Octopus
- Pufferfish
- Sea otter
- Sea turtle
- Seahorse
- Shark
- Squid
- Starfish
- Swordfish

S	V	S	U	P	O	T	C	O	Y	I	M	H	R	P	P	O
R	H	J	N	J	R	F	F	N	D	W	N	T	I	W	H	Q
I	C	A	M	H	D	K	I	A	Y	S	S	B	Y	A	S	H
E	H	M	R	S	S	T	A	R	F	I	S	H	L	B	I	N
S	S	N	A	K	E	V	R	C	V	U	L	T	S	C	F	I
R	I	E	V	N	V	A	M	E	E	E	B	N	N	L	D	H
O	F	X	R	R	T	D	T	M	T	L	C	J	A	O	R	P
H	R	X	A	Y	T	A	J	U	U	S	H	H	G	W	O	L
A	E	C	H	U	R	U	R	E	R	K	B	X	Q	N	W	O
E	F	S	U	S	V	R	W	A	E	T	S	O	B	F	S	D
S	F	T	R	L	I	H	V	Q	Y	M	L	O	L	I	T	K
K	U	E	W	E	A	F	P	V	D	T	C	E	U	S	R	S
M	P	L	I	L	R	P	Y	B	F	R	U	S	Y	H	A	C
M	N	S	E	W	U	J	K	L	T	E	N	K	F	U	U	N
H	K	D	D	I	U	Q	S	Y	L	D	L	R	Q	Y	B	C
S	F	N	J	B	S	T	W	L	N	E	U	A	K	Q	F	X
S	E	A	O	T	T	E	R	F	E	X	J	A	E	N	Y	O

KITCHEN ITEMS

Blender
Bowl
Colander
Cutting board
Fork
Grater
Knife
Measuring cup
Oven mitt
Pan
Plate
Pot
Spatula
Spoon
Whisk

R	E	D	N	E	L	B	R	R	W	F	S	U	I	V	I	S
C	A	G	O	R	D	G	E	D	A	A	Y	U	R	W	P	E
L	U	X	O	I	S	I	K	X	V	Q	J	R	L	E	A	E
N	U	T	P	D	C	E	R	S	D	I	E	K	A	R	J	F
D	K	B	S	E	R	C	O	H	G	D	F	Y	S	B	A	M
B	R	T	F	M	O	A	F	B	N	O	T	L	U	N	T	F
P	U	I	R	P	P	R	O	A	Y	J	X	Q	C	N	A	C
Q	N	O	H	G	F	I	L	B	P	F	A	P	T	P	O	P
K	Q	V	C	R	G	O	J	O	G	R	X	L	T	J	S	W
F	U	E	H	A	C	J	T	F	X	N	O	P	A	P	H	H
J	Q	N	O	T	B	T	V	B	V	J	I	N	A	T	I	I
R	B	M	M	E	O	V	D	J	K	H	E	T	P	H	S	S
E	J	I	M	R	W	K	Q	T	B	T	U	S	T	H	L	K
Q	O	T	D	E	L	I	Y	V	A	L	U	P	T	U	Q	K
J	U	T	B	L	J	R	F	L	A	X	G	B	C	X	C	F
H	K	D	O	I	M	H	P	D	J	O	G	B	U	N	V	N
T	M	E	A	S	U	R	I	N	G	C	U	P	B	G	O	B

CLOTHING

Blouse
Coat
Dress
Gloves
Hat
Jacket
Jeans
Pants
Scarf
Shirt
Shorts
Skirt
Socks
Sweater
Tshirt

S	K	C	O	S	A	S	K	I	R	T	V	I	K	U	G	W
S	D	R	T	S	A	F	J	P	R	J	D	Q	P	O	X	O
W	P	R	C	F	R	Q	N	I	W	V	H	E	M	T	Y	U
S	Y	A	H	O	S	G	H	M	Q	R	S	D	A	A	O	K
T	R	R	P	H	L	S	C	F	E	U	T	H	K	X	Q	G
F	M	Q	N	O	T	C	I	T	O	I	Q	E	R	O	D	K
R	O	G	V	W	Y	C	A	L	Q	S	Y	X	K	J	Q	D
D	Q	E	U	B	I	E	B	S	I	T	D	P	X	C	W	H
L	S	Q	C	T	W	Y	P	T	C	B	J	Q	U	U	A	N
T	R	G	H	S	X	T	A	X	U	S	P	G	D	X	X	J
N	T	X	O	W	E	O	D	L	H	G	H	D	E	N	Q	P
G	A	J	K	Y	C	U	B	I	D	S	H	O	R	T	S	G
X	S	E	M	A	N	R	R	R	R	F	P	F	E	N	T	I
H	E	A	N	L	W	T	I	N	E	P	A	N	T	S	Q	O
I	Q	N	L	W	Q	P	C	R	S	H	H	X	B	K	O	E
T	K	S	G	F	H	A	P	T	S	I	V	O	W	S	U	Q
D	R	A	R	P	K	T	P	F	M	R	W	P	E	Q	Y	D

SCHOOL SUBJECTS

Art
Biology
Chemistry
Computer Science
Economics
English
Foreign Language
Geography
History
Literature
Mathematics
Music
Physical Education
Physics
Science

V	S	O	I	L	H	C	E	J	T	T	H	T	C	B	O	J
U	R	C	S	C	I	T	A	M	E	H	T	A	M	D	F	B
G	I	V	I	E	N	G	L	I	S	H	T	K	Q	E	V	I
C	J	O	U	S	H	R	G	Y	H	T	G	R	O	D	V	O
T	H	V	N	P	Y	H	T	V	J	Y	T	D	C	F	N	L
O	X	E	I	D	M	H	M	U	S	I	C	J	S	Q	J	O
H	K	D	M	Y	J	J	P	W	A	R	T	J	E	Y	Y	G
H	N	A	W	I	E	C	O	N	O	M	I	C	S	N	W	Y
P	X	Y	U	A	S	Q	Y	H	P	A	R	G	O	E	G	U
U	B	U	U	W	E	T	L	B	Q	I	E	D	P	F	U	U
C	O	M	P	U	T	E	R	S	C	I	E	N	C	E	I	G
P	H	C	M	Q	R	Q	N	Y	S	C	I	E	N	C	E	B
N	O	I	T	A	C	U	D	E	L	A	C	I	S	Y	H	P
M	R	A	B	B	J	E	A	V	C	E	H	M	Y	S	D	R
E	G	A	U	G	N	A	L	N	G	I	E	R	O	F	O	O
M	Y	Y	R	O	T	S	I	H	F	L	L	Y	X	L	I	F
E	R	U	T	A	R	E	T	I	L	P	W	Y	T	J	V	T

TYPES OF MUSIC

Blues
Classical
Country
Electronic
Folk
Gospel
Hip hop
Jazz
Metal
Pop
Punk
R&B
Reggae
Rock
Techno

Y	U	I	G	X	T	U	N	E	P	O	P	G	C	L	G	C
J	M	E	O	P	U	W	G	B	L	A	T	E	M	O	R	M
T	A	B	C	I	R	O	Q	U	X	T	K	M	T	U	H	S
K	P	Z	C	N	U	E	E	Q	X	T	E	D	H	O	C	O
T	Q	Y	Z	W	O	S	G	C	X	L	C	C	F	J	D	C
B	&	R	Y	E	H	T	L	G	J	I	E	J	H	A	J	S
P	U	N	K	Q	J	A	A	B	A	A	A	P	O	N	M	Q
G	I	I	B	Q	S	K	G	B	H	E	Y	N	S	D	O	O
R	M	O	Q	S	H	M	Y	Q	A	R	K	W	Q	O	K	V
T	S	B	I	I	D	H	B	F	T	M	J	X	S	S	G	D
G	P	C	P	T	D	S	R	N	R	Q	T	S	F	E	P	G
H	A	H	J	F	G	J	U	N	H	X	B	I	G	U	C	U
L	O	P	Y	Y	E	O	Q	E	L	N	T	X	N	L	I	A
P	R	W	A	G	C	T	S	K	M	K	E	K	W	B	I	M
B	D	D	O	C	I	N	O	R	T	C	E	L	E	L	E	I
Y	C	L	K	O	F	R	T	R	W	F	L	W	D	B	L	J
F	O	L	K	X	R	O	C	K	X	O	R	H	J	F	A	K

12

HOUSEHOLD ITEMS

Alarm clock
Blender
Coffee maker
Dishwasher
Iron
Kettle
Lamp
Microwave
Mixer
Oven
Refrigerator
Television
Toaster
Vacuum cleaner
Washing machine

```
R O T A R E G I R F E R B R K E T
A D S U I C J T D U G A M C N P E
N I S O U C G B G K I W O I F O L
M S V V R S N D I P O L H L W O E
R H H E E N N V W Y C C U H C R V
Y W Q N D H J S H M A J Q V T E I
B A B I N J U I R M R Q H E L N S
G S K S E B A A G E W G E P B A I
M H E K L W L N K W F M E X R E O
V E T V B A I A L M H V V W M L N
W R T A E H M A I M A C G H G C I
B S L Q S E M X Y W T G O Q R M N
A I E A P E E O V B C A O Q U X
V N W F T R H R H I M N O R I U G
U E F T G P C C P U F O G R J C O
R O P V E I U R E T S A O T X A Y
C D P M M B C S J T W R I F T V S
```

TYPES OF TREES

Ash
Beech
Birch
Cedar
Chestnut
Elm
Fir
Maple
Oak
Pine
Poplar
Redwood
Spruce
Sycamore
Willow

```
E R O M A C Y S W N V X Y U U C Y
Q I R C Q R S O N S D J D V X W V
Q C Y L A V L K R E S P Y P P A H
F Q W L F L M W Q L V H S H C R C
Y W P M I C G G G P I T W H B K K
F O N W O Q R N A A H E C V B A C
P A J L R Q H S A M B R H T U O I
M S G Q G R B N B P I A J B M E J
M K Q Y T X M F Q B U X M L H F J
R C A A S C P B Y E Q M N B W G U
T U N T S E H C Q E W L D A T L S
W M B Q O D G B T C T B O F G U E
W H M V C A V U R H B Y O K C H L
K W C E K R L V W B N E W S O N M
Q N R N F N E P D L N C D O K W Y
R A D I X T E C U R P S E G U K C
U P Y P F U P W J O N H R B O A G
```

13

INSECTS

- Ant
- Bee
- Beetle
- Butterfly
- Caterpillar
- Cricket
- Dragonfly
- Firefly
- Fly
- Grasshopper
- Ladybug
- Mosquito
- Moth
- Praying Mantis
- Wasp

```
G C I R H T D P D I F O T F D W C
F A D J R Y Y Q R K V T I J R Y C
M T E H K K Q L E U B Y C K A R Q
Y E W E E B O P F L X G P D G M R
H R A M H D J O G E T Y S N O B E
F P S L A J T Y B Y R N V C N J P
V I P U F E L U K P E I A N F U P
H L D M K L T L J V A J F X L C O
Y L P C G T X N D T H C R D Y N H
L A I F E D G U B Y D A L R Y A S
F R V R L W Y O L E L X M I R N S
C T F T Y M B E E T L E Y O G V A
H L N I T C O L X G S D F Y T X R
Y C O L K P F F Q Q V V S H I H G
M P R A Y I N G M A N T I S D N K
A P U U M P C R V F M L T V Q M M
T O T I U Q S O M E Q H J S A D J
```

OUTER SPACE

- Asteroid
- Black hole
- Comet
- Constellation
- Extraterrestrial
- Galaxy
- Meteor
- Nebula
- Orbit
- Planet
- Satellite
- Spacecraft
- Spacewalk
- Star
- Supernova

```
G Q A F M D G P I C G E E D G X U
A S V X B O V D F G C O D S K L I
L A O L V F N I S T A R C S S A M
A T N F T E K R I F X R A N N I H
X E R G D M X X I I S O Q O K R L
Y L E H F G Y E P E L E U I F T O
L L P B G W O O O Q J T F T J S Y
F I U N L N U W X T G E O A K E D
H T S W E A G U W E J M T L B R T
I E O C C B C T N N B R B L T R I
V W W O D N U K E W V H R E E E B
A X K M H O Y L H N S X J T H T R
V W B E K N R M A O A C G S H A O
T W V T V B E X L B L L C N E R U
U T F A R C E C A P S E P O P T M
A S T E R O I D E V W H U C W X L
J O V I K L A W E C A P S I V E A
```

14

VEGETABLES

Bell pepper
Broccoli
Carrot
Cauliflower
Celery
Cucumber
Eggplant
Green beans
Lettuce
Onion
Potato
Radish
Spinach
Tomato
Zucchini

O	A	G	R	E	E	N	B	E	A	N	S	Q	R	V	C	F
I	F	U	K	I	S	R	W	I	C	M	Q	Y	N	B	A	W
F	P	N	S	A	P	W	J	O	V	O	V	H	U	N	R	S
A	M	A	H	G	I	T	Q	B	U	K	L	U	J	X	R	M
K	N	T	U	T	N	V	C	E	A	S	M	C	R	C	O	V
X	J	P	U	N	A	K	T	L	M	D	C	O	L	E	T	H
S	E	F	N	A	C	R	W	L	V	B	A	N	J	L	C	F
N	O	Y	E	L	H	A	C	P	L	M	U	B	I	E	U	F
Q	C	F	C	P	Q	D	M	E	Q	K	L	R	L	R	C	W
W	W	G	U	G	U	I	N	P	A	W	I	N	O	Y	U	L
X	N	O	T	G	B	S	H	P	R	V	F	N	C	N	M	Y
J	P	M	T	E	E	H	C	E	L	G	L	O	C	X	B	N
U	T	F	E	T	I	M	R	R	O	U	O	I	O	D	E	U
G	U	T	L	V	C	G	J	R	S	S	W	N	R	A	R	J
K	G	S	P	O	T	A	T	O	J	A	E	O	B	M	F	A
K	F	Z	U	C	C	H	I	N	I	C	R	J	C	T	H	B
O	C	G	B	T	O	M	A	T	O	J	S	I	W	H	O	W

FAMILY MEMBERS

Aunt
Brother
Cousin
Daughter
Father
Grandfather
Grandmother
Mother
Nephew
Niece
Sister
Son
Stepfather
Stepsister
Uncle

E	B	J	R	E	H	T	O	M	A	Y	R	F	C	S	K
N	G	B	J	F	N	D	H	H	I	S	K	B	C	U	F
A	R	S	D	J	W	R	F	C	I	W	O	S	S	O	C
I	A	I	S	T	E	P	S	I	S	T	E	R	M	Q	V
H	N	D	A	U	G	H	T	E	R	G	T	P	O	T	W
S	D	V	P	U	B	Y	N	I	E	C	E	N	G	N	H	C
G	F	C	U	R	A	Y	V	W	O	R	J	R	I	B	E	S
J	A	P	X	U	Y	T	V	M	Y	G	A	S	V	P	R	G
O	T	F	A	U	N	T	O	X	S	N	U	G	L	Y	S	L
M	H	R	L	T	W	C	H	M	D	O	J	K	S	N	R	Q
P	E	R	P	V	N	H	L	M	C	D	O	I	I	E	F	S
Y	R	S	W	E	I	K	O	E	G	P	S	G	L	P	O	X
B	R	R	M	O	H	T	R	I	L	T	M	F	N	H	I	K
B	S	O	N	N	H	U	K	W	E	I	V	O	K	E	Y	F
F	E	X	L	E	R	F	Q	R	R	Y	P	F	X	W	N	R
A	M	E	R	N	F	S	T	E	P	F	A	T	H	E	R	L
J	J	G	R	E	H	T	O	R	B	E	E	T	I	G	U	I

15

CAPITALS

Beijing
Berlin
Brasília
Buenos Aires
Cairo
Canberra
London
Madrid
Moscow
New Delhi
Ottawa
Paris
Rome
Tokyo
Washington

Y	C	V	J	K	A	C	Y	Y	U	O	B	U	F	T	Y	N
P	L	S	Q	S	U	I	X	R	T	O	Y	E	T	K	R	H
I	J	W	V	O	A	A	F	R	L	F	M	K	Q	Q	S	J
T	D	A	P	K	R	Q	W	W	S	O	U	H	O	M	I	B
M	O	S	C	O	W	N	A	A	R	V	S	B	P	T	R	T
Y	W	H	D	D	I	Q	E	F	T	E	A	B	P	Y	A	J
A	A	I	E	U	O	N	Q	W	R	T	E	O	A	F	P	A
C	N	N	D	M	B	N	A	I	D	R	O	I	O	P	N	U
J	N	G	K	I	X	E	A	P	L	E	L	E	K	K	H	J
V	H	T	R	R	S	I	I	P	I	L	D	F	U	Q	I	
I	V	O	B	N	O	D	N	J	S	X	O	H	Q	U	U	Y
E	B	N	N	N	O	A	A	A	I	H	O	R	I	A	C	I
M	N	K	E	B	G	D	R	M	J	N	Q	B	E	F	V	Q
H	K	U	J	O	K	B	N	O	L	I	G	K	K	D	X	Y
H	B	N	G	U	K	V	Y	O	E	K	M	Q	K	Q	F	M
L	F	S	L	K	O	A	P	U	L	L	R	H	G	P	Y	L
Q	Q	C	A	N	B	E	R	R	A	J	R	J	B	V	O	S

SUMMER

Barbecue
Beach
Fireworks
Flip flops
Heatwave
Ice cream
Lemonade
Picnic
Sandcastle
Sunglasses
Sunscreen
Sunshine
Swimming
Vacation
Watermelon

I	G	I	J	E	L	T	S	A	C	D	N	A	S	S	D	D
J	P	C	I	T	R	F	F	P	G	X	X	M	P	M	M	G
T	H	E	S	G	E	C	E	D	I	N	X	E	H	P	N	W
J	F	C	S	P	J	N	B	J	P	C	K	T	Q	M	E	W
S	I	R	A	F	O	R	I	H	G	R	N	B	R	R	K	A
C	W	E	P	R	S	L	Y	H	C	H	W	I	I	E	S	T
D	R	A	N	S	X	U	F	S	S	A	B	S	C	U	C	E
E	W	M	B	E	B	U	U	P	X	N	E	S	D	E	S	R
E	U	R	C	K	D	N	S	T	I	S	U	B	X	K	D	M
N	I	C	O	K	S	A	H	W	S	L	A	S	R	H	E	E
T	O	F	E	C	X	N	N	A	I	Q	F	O	O	V	U	L
N	R	I	R	B	V	E	L	O	B	M	W	C	A	K	N	O
M	K	E	T	A	R	G	K	F	M	E	M	W	B	V	T	N
L	E	F	Y	A	N	A	L	H	R	E	T	I	U	O	Q	P
N	A	H	C	U	C	L	B	I	A	A	L	A	N	L	D	D
P	O	C	S	H	U	A	F	A	E	J	M	L	S	G	L	L
P	Y	G	E	H	L	I	V	H	R	H	E	F	Y	B	B	Y

PETS

Bird
Cat
Dog
Ferret
Fish
Gecko
Guinea pig
Hamster
Hedgehog
Horse
Lizard
Parrot
Rabbit
Snake
Turtle

S	T	I	B	B	A	R	K	L	S	E	C	O	W	G	F	G
T	X	U	N	I	C	B	N	Y	E	L	O	V	H	H	O	U
N	Y	B	C	S	G	A	J	C	Y	H	T	L	W	T	G	D
P	E	B	N	C	K	U	T	K	Y	C	E	W	S	A	O	W
R	E	T	S	M	A	H	I	V	M	H	R	R	U	J	Y	R
J	J	D	D	E	I	O	D	N	M	P	R	P	M	N	V	E
I	F	N	M	X	D	J	L	K	E	P	E	M	M	W	L	L
F	Q	Q	H	V	D	T	F	O	S	A	F	N	D	B	U	T
T	I	V	O	L	W	A	B	I	H	E	P	F	H	D	P	R
E	A	S	G	B	I	R	D	E	R	G	Q	I	M	B	H	U
B	G	T	H	V	D	J	D	I	J	E	E	J	G	L	R	T
K	T	G	B	Y	K	G	G	N	K	F	Q	C	I	O	F	H
D	I	F	M	W	E	E	Q	A	V	B	S	Z	H	P	O	R
P	Y	W	A	H	C	I	N	B	X	H	A	L	R	R	W	S
J	Y	R	O	K	A	S	B	L	H	R	T	B	S	L	D	N
O	Y	G	O	I	K	K	P	A	D	B	U	E	O	D	O	N
C	G	P	I	K	T	O	R	R	A	P	L	X	E	B	X	D

PLANETS

Earth

Jupiter

Mars

Mercury

Neptune

Pluto

Saturn

Uranus

Venus

K	M	N	J	V	D	A	R	I	K	T	J	I	E	K
P	A	H	B	T	H	S	R	G	W	U	F	Y	B	N
B	G	D	M	L	W	H	M	I	P	H	M	U	C	N
O	H	L	W	U	C	D	M	I	W	S	W	R	A	F
X	T	W	A	L	O	L	T	B	A	A	I	W	X	M
Y	H	U	D	U	O	E	F	A	J	X	A	H	F	P
W	C	V	L	H	R	J	N	T	I	R	H	M	V	I
U	T	Q	S	P	T	A	N	K	V	H	M	I	G	M
N	O	S	S	X	D	R	N	R	A	B	C	L	E	O
X	V	Q	Y	W	Q	P	A	U	U	K	W	A	N	W
M	A	R	S	E	R	K	S	E	S	T	N	O	U	K
W	L	B	A	Q	E	O	J	X	F	D	A	U	T	N
H	B	O	S	Y	Y	R	U	C	R	E	M	S	P	M
W	M	X	H	N	H	G	V	F	E	P	H	M	E	P
N	T	S	U	N	E	V	C	C	M	N	S	E	N	U

17

ANIMALS (Solution)

Crocodile
Dolphin
Eagle
Elephant
Giraffe
Gorilla
Kangaroo
Koala
Lion
Octopus
Panda
Penguin
Tiger
Wolf
Zebra

M	Y	H	U	H	N	K	T	L	L	W	F	O	T	W	U	B
J	Q	T	P	U	G	E	S	T	J	I	M	L	W	B	U	E
C	W	V	X	A	D	N	A	P	Q	U	O	X	O	G	M	A
M	E	U	P	R	E	G	I	T	Q	M	Y	N	N	W	D	R
C	S	L	N	W	S	N	U	A	R	R	F	F	T	X	E	B
R	C	R	I	W	F	G	N	I	U	G	N	E	P	A	Y	E
O	X	R	D	D	G	O	C	T	O	P	U	S	U	A	D	Z
B	H	P	P	T	O	I	U	O	O	R	A	G	N	A	K	Y
K	B	Q	X	O	R	C	R	B	F	A	P	N	N	M	P	H
Y	C	R	F	X	G	H	O	A	J	F	R	G	U	T	N	L
F	P	K	Y	G	L	D	D	R	F	V	P	D	O	N	U	C
S	B	T	V	E	X	W	T	D	C	F	B	M	X	A	J	M
D	O	L	P	H	I	N	K	Q	S	A	E	K	E	H	J	N
L	A	A	L	A	O	K	I	R	B	K	I	D	S	P	W	W
W	T	M	I	M	B	I	H	P	E	L	G	A	E	E	R	S
O	B	J	F	W	H	I	S	H	J	Q	V	G	M	L	G	Y
A	L	L	I	R	O	G	M	X	S	G	P	T	M	E	H	P

COLORS (Solution)

Black
Blue
Brown
Cyan
Gray
Green
Lavender
Maroon
Orange
Pink
Purple
Red
Turquoise
White
Yellow

N	M	T	U	R	Q	U	O	I	S	E	E	X	I	E	T	B
G	X	W	Q	Q	E	J	P	D	N	D	O	X	E	X	W	T
R	V	T	F	X	D	G	E	B	J	R	S	D	E	I	U	L
A	E	W	H	X	B	K	K	L	O	M	A	R	O	O	N	W
E	T	D	O	R	R	Q	N	U	T	M	C	F	P	D	H	V
D	F	G	N	L	V	D	I	E	C	R	G	Y	P	I	K	T
P	K	R	R	E	L	C	P	C	V	Y	O	C	T	N	T	B
R	A	T	U	E	V	E	D	W	V	S	A	E	C	A	L	W
J	L	K	P	R	L	A	Y	Y	J	K	I	N	N	K	Y	H
Q	A	K	H	C	R	P	L	V	W	V	X	Q	N	Q	B	H
H	O	Q	D	R	N	A	R	I	E	V	N	O	O	Y	N	P
V	B	E	F	L	F	Y	M	U	W	W	K	B	R	Y	K	D
F	R	N	R	F	K	I	Q	K	P	V	G	S	A	O	M	S
B	I	W	T	N	R	E	B	J	K	U	F	R	N	B	F	T
K	H	O	D	C	X	J	M	P	A	A	G	Y	G	H	J	K
G	N	R	U	R	J	K	C	A	L	B	A	B	E	L	A	V
W	V	B	G	H	G	R	E	E	N	T	T	B	F	G	T	E

COUNTRIES (Solution)

Australia
Brazil
Canada
China
France
Germany
India
Italy
Japan
Mexico
Russia
South Africa
Spain
United Kingdom
United States

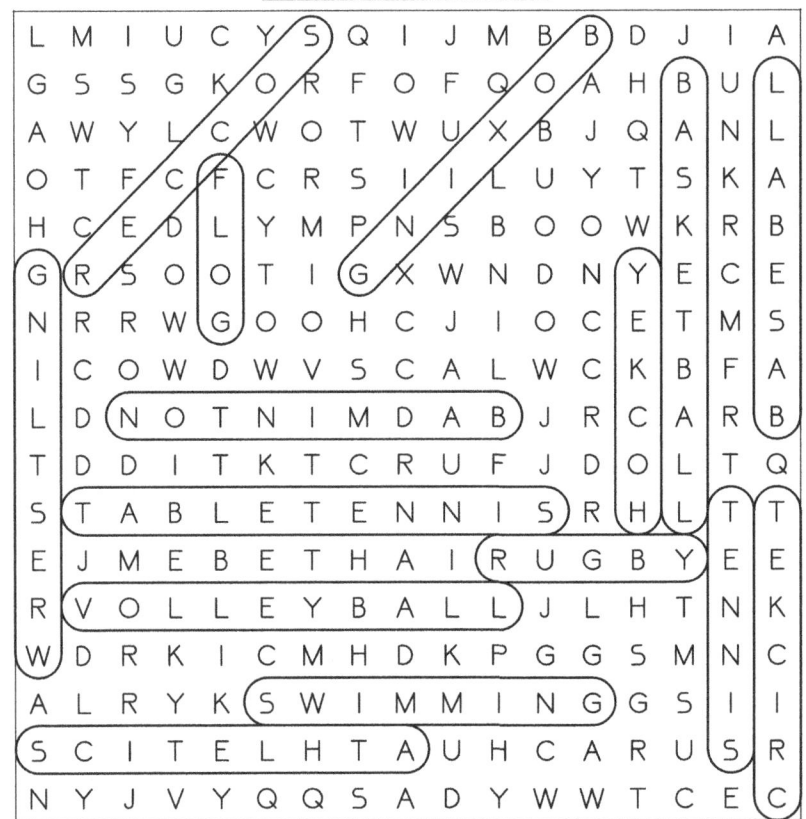

SPORTS (Solution)

Athletics
Badminton
Baseball
Basketball
Boxing
Cricket
Golf
Hockey
Rugby
Soccer
Swimming
Table Tennis
Tennis
Volleyball
Wrestling

FOOD (Solution)

Cake
Chicken
Chocolate
Hamburger
Ice cream
Pancakes
Pasta
Pizza
Salad
Sandwich
Soup
Spaghetti
Steak
Sushi
Tacos

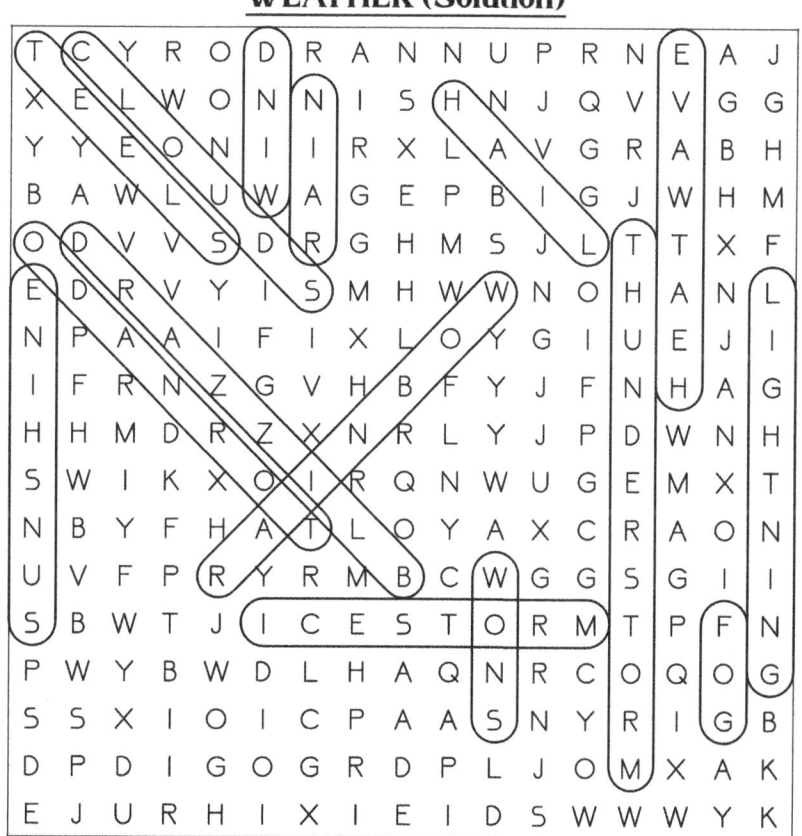

WEATHER (Solution)

Blizzard
Clouds
Fog
Hail
Heatwave
Ice storm
Lightning
Rain
Rainbow
Sleet
Snow
Sunshine
Thunderstorm
Tornado
Wind

20

JOBS (Solution)

Accountant
Architect
Artist
Carpenter
Chef
Doctor
Electrician
Engineer
Lawyer
Mechanic
Nurse
Police Officer
Programmer
Teacher
Writer

E	K	J	O	U	O	H	U	A	T	E	S	R	U	N	R	C
A	Y	N	E	M	F	H	R	E	U	N	H	N	K	T	E	I
M	X	I	U	Q	P	C	A	U	D	A	E	J	D	I	T	N
M	K	Y	A	L	H	C	O	Q	P	I	D	N	L	L	N	A
L	N	Y	C	I	H	B	P	W	V	C	E	G	H	D	E	H
P	W	T	T	E	L	V	W	H	V	I	X	Y	Q	D	P	C
D	P	E	R	K	Q	U	B	P	T	R	J	V	E	R	R	E
R	C	F	K	H	Q	I	T	S	I	T	R	A	M	E	A	M
T	E	J	M	K	L	M	U	X	Y	C	D	P	H	T	C	V
Q	B	E	O	L	B	Q	O	O	N	E	P	I	L	I	P	Q
W	X	R	E	E	N	I	G	N	E	R	E	L	E	H	R	D	R
Y	G	V	U	M	B	L	G	C	E	E	J	N	F	W	F	X
M	G	T	X	E	R	C	M	R	U	Y	T	O	M	E	K	N
P	R	O	G	R	A	M	M	E	R	M	W	X	P	U	H	X
V	C	A	C	C	O	U	N	T	A	N	T	A	D	E	O	C
P	T	R	O	T	C	O	D	G	Q	Y	B	K	L	N	X	V
P	O	L	I	C	E	O	F	F	I	C	E	R	Q	H	E	F

BODY PARTS (Solution)

Arm
Back
Chest
Ear
Elbow
Finger
Foot
Hand
Head
Knee
Leg
Neck
Shoulder
Toe
Waist

Y	R	G	H	Q	U	P	D	E	N	S	K	S	R	N	Y
C	G	V	C	B	J	L	M	I	U	E	C	W	T	L	D	E
R	E	D	L	U	O	H	S	O	C	E	N	F	L	K	B	B
M	N	N	B	G	M	A	K	A	N	L	U	K	C	P	U	R
B	R	S	E	O	U	R	Q	O	S	S	R	L	K	W	M	C
C	S	A	V	F	J	E	T	T	M	M	O	K	H	K	N
V	J	J	R	M	G	C	S	O	D	S	R	J	D	C	N	I
H	A	N	D	E	F	E	K	C	C	V	V	J	N	T	A	B
F	O	U	T	W	H	D	W	V	S	C	A	L	E	J	H	B
F	K	S	O	C	T	E	A	R	E	X	R	D	X	J	A	O
W	M	J	E	S	W	R	H	F	F	E	E	A	H	Y	V	T
W	J	W	P	X	Y	T	B	W	C	L	G	E	L	B	S	J
O	Y	C	R	G	N	N	O	X	X	R	N	H	E	K	X	E
B	K	R	I	Q	J	L	Y	O	S	R	I	O	G	Q	P	B
L	L	X	B	Y	Y	T	B	A	F	B	F	A	X	V	F	G
E	K	T	W	O	J	Y	W	R	Q	T	M	I	M	B	I	H
I	K	L	H	T	C	X	T	S	I	A	W	P	C	D	N	B

FRUITS (Solution)

Apple
Banana
Blueberry
Cherry
Grape
Kiwi
Lemon
Mango
Orange
Peach
Pear
Pineapple
Plum
Strawberry
Watermelon

T	Y	K	P	B	P	Y	X	I	L	U	Y	T	K	H	H	A
C	U	R	E	U	P	K	R	X	Q	Y	U	W	L	S	A	E
K	V	O	A	V	I	G	C	R	W	W	C	T	T	N	G	G
T	F	L	C	N	E	C	H	E	R	R	Y	M	W	F	N	N
V	I	C	H	B	E	G	Q	A	Y	B	K	U	A	C	X	A
Q	W	X	T	E	A	R	B	F	D	H	W	T	F	T	W	R
Y	E	G	X	H	P	A	K	L	D	Q	E	A	E	U	B	O
L	H	W	D	E	P	P	X	G	U	R	H	J	R	F	K	M
W	I	T	I	L	L	E	M	O	M	E	Q	W	Q	T	B	C
I	P	V	O	P	E	C	N	E	N	U	B	L	T	M	S	O
W	W	E	J	P	P	M	L	M	U	T	A	E	F	J	V	R
I	P	V	A	A	E	O	A	P	G	N	Q	K	R	P	B	Y
K	G	H	S	R	N	Q	L	N	A	A	R	A	E	R	V	R
W	U	N	E	Q	T	U	S	N	G	N	U	W	R	N	Y	A
C	R	X	W	L	M	K	A	F	U	O	P	C	O	I	J	C
E	V	P	R	W	A	B	M	U	I	O	T	Q	A	R	D	U
U	Q	L	E	M	O	N	D	D	F	M	P	Q	V	C	Y	H

MUSICAL INSTRUMENTS (Solution)

Accordion
Banjo
Cello
Clarinet
Drum
Flute
Guitar
Harp
Piano
Saxophone
Trombone
Trumpet
Ukulele
Violin
Xylophone

L	L	L	Q	N	X	Y	L	O	P	H	O	N	E	J	F	C
A	E	N	O	H	P	O	X	A	S	R	N	E	D	X	B	Y
N	E	N	O	B	M	O	R	T	N	O	E	K	T	U	M	V
Q	J	F	U	J	T	T	P	Y	I	F	Q	G	U	U	P	X
A	G	G	Q	O	R	K	R	D	S	R	F	K	H	L	L	O
I	K	W	K	A	I	F	R	D	B	M	U	S	E	B	P	F
M	L	T	T	B	M	O	G	O	F	L	R	H	R	G	I	P
T	K	I	H	L	C	O	L	A	E	J	M	J	M	X	A	T
X	U	B	C	C	U	L	X	L	Y	B	P	U	C	K	N	G
G	S	X	A	G	E	K	E	M	P	K	V	G	R	B	O	B
P	X	U	B	C	K	N	T	J	V	H	E	K	X	D	D	A
E	V	H	R	X	U	I	O	C	L	A	R	I	N	E	T	H
G	J	Q	N	J	G	L	J	S	K	R	N	C	G	C	L	K
F	U	S	S	S	U	O	N	G	J	P	N	V	J	I	L	G
H	D	P	E	T	M	I	A	Q	L	T	E	P	M	U	R	T
J	E	A	B	G	X	V	B	X	R	R	X	W	K	U	F	
Q	A	G	A	Y	V	X	V	H	Y	F	H	G	G	O	P	A

TRANSPORTATION (Solution)

Airplane
Bicycle
Boat
Bus
Car
Helicopter
Hot air balloon
Jet ski
Motorcycle
Rickshaw
Scooter
Skateboard
Submarine
Train
Truck

FLOWERS (Solution)

Carnation
Chrysanthemum
Daffodil
Daisy
Gerbera
Hydrangea
Iris
Lavender
Lily
Orchid
Peony
Poppy
Rose
Sunflower
Tulip

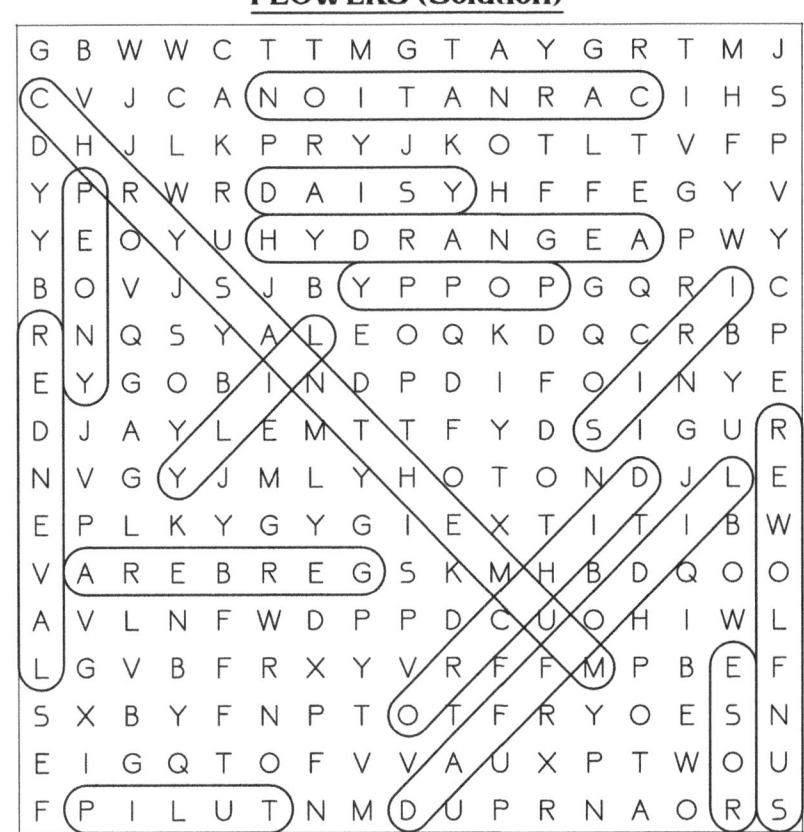

HOBBIES (Solution)

Birdwatching
Cooking
Fishing
Gardening
Hiking
Knitting
Model building
Origami
Painting
Photography
Pottery
Sewing
Woodworking
Writing
Yoga

SHAPES (Solution)

Circle
Crescent
Diamond
Heart
Hexagon
Octagon
Oval
Parallelogram
Pentagon
Rectangle
Rhombus
Square
Star
Trapezoid
Triangle

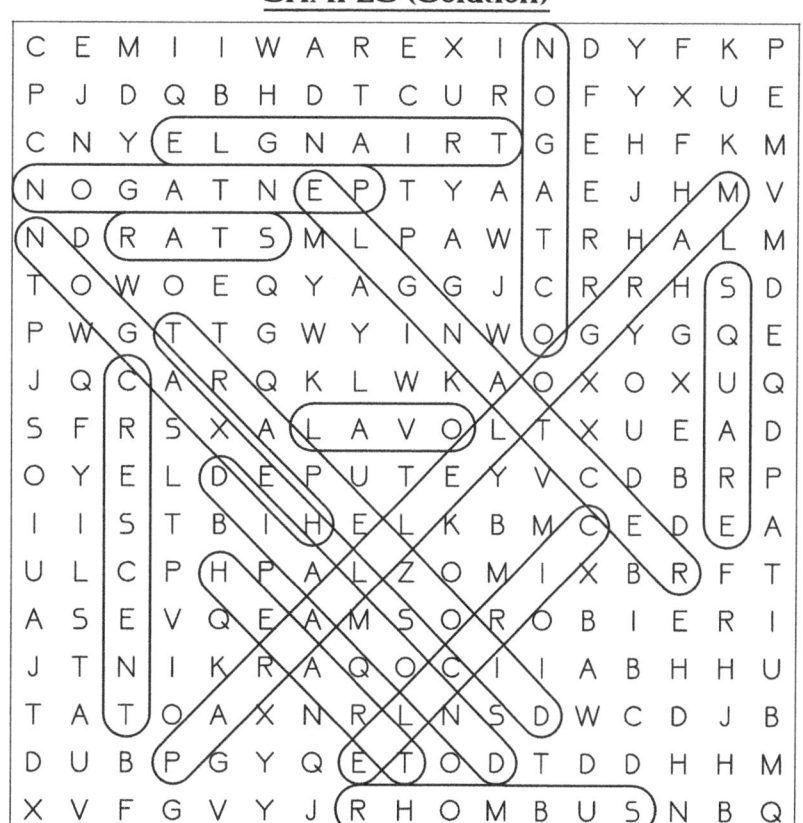

24

EMOTIONS (Solution)

Anger
Anxiety
Contentment
Disgust
Empathy
Excitement
Fear
Guilt
Happiness
Jealousy
Love
Pride
Sadness
Shame
Surprise

P	X	D	A	J	I	H	R	E	T	R	W	G	N	X	M	R
D	A	P	P	Y	J	M	Q	L	T	B	P	F	A	A	C	N
Q	U	J	Q	J	L	G	I	N	E	R	Q	X	U	M	X	Y
J	S	X	A	H	F	P	E	W	I	Y	J	R	J	W	B	H
Q	H	A	P	C	E	M	L	D	T	T	Y	J	E	E	B	D
U	A	G	X	D	E	E	E	G	N	E	E	E	F	G	N	U
Y	M	S	R	T	M	S	E	B	E	I	I	A	K	A	N	D
N	E	R	I	P	A	G	W	T	M	X	U	L	T	V	H	A
L	O	C	A	D	W	R	K	S	T	N	K	O	R	H	J	F
R	X	T	N	G	U	A	T	S	N	A	E	U	Y	I	T	E
E	H	E	Y	G	L	E	X	E	E	X	Q	S	Q	F	L	J
Y	S	I	W	G	V	F	I	N	T	Q	R	Y	L	K	I	H
S	Q	O	L	A	L	Q	T	I	N	R	X	G	G	M	U	M
R	D	O	T	I	J	U	Q	P	O	A	E	Y	O	M	G	H
G	V	J	C	X	C	Q	X	P	C	K	M	I	D	M	T	B
E	S	I	R	P	R	U	S	A	Q	J	H	V	G	B	W	D
I	A	S	M	B	H	G	M	H	D	I	S	G	U	S	T	T

OCEAN CREATURES (Solution)

Blue whale
Clownfish
Dolphin
Jellyfish
Lobster
Manta ray
Octopus
Pufferfish
Sea otter
Sea turtle
Seahorse
Shark
Squid
Starfish
Swordfish

S	V	S	U	P	O	T	C	O	Y	I	M	H	R	P	P	O
R	H	J	N	J	R	F	F	N	D	W	N	T	I	W	H	Q
I	C	A	M	H	D	K	I	A	Y	S	S	B	Y	A	S	H
E	H	M	R	S	T	A	R	F	I	S	H	L	B	S	I	N
S	S	N	A	K	E	V	R	C	V	U	L	T	S	C	F	I
R	I	E	V	N	V	A	M	E	E	B	N	N	L	D	H	H
O	F	X	R	R	T	D	T	M	T	L	C	J	A	O	R	P
H	R	X	A	Y	T	A	J	U	U	S	H	H	G	W	O	L
A	E	C	H	U	R	U	R	E	R	K	B	X	Q	N	W	O
E	F	S	U	S	V	R	W	A	E	T	S	O	B	F	S	D
S	F	T	R	L	I	H	V	Q	Y	M	L	O	L	I	T	K
K	U	E	W	E	A	F	P	V	D	T	C	E	U	S	R	S
M	P	L	I	L	R	P	Y	B	F	R	U	S	Y	H	A	C
M	N	S	E	W	U	J	K	L	T	E	N	K	F	U	U	N
H	K	D	I	U	Q	S	Y	L	D	L	R	Q	Y	B	C
S	F	N	J	B	S	T	W	L	N	E	U	A	K	Q	F	X
S	E	A	O	T	T	E	R	F	E	X	J	A	E	N	Y	O

KITCHEN ITEMS (Solution)

Blender
Bowl
Colander
Cutting board
Fork
Grater
Knife
Measuring cup
Oven mitt
Pan
Plate
Pot
Spatula
Spoon
Whisk

R	E	D	N	E	L	B	R	R	W	F	S	U	I	V	I	S
C	A	G	O	R	D	G	E	D	A	A	Y	U	R	W	P	E
L	U	X	O	I	S	I	K	X	V	Q	J	R	L	E	A	E
N	U	T	P	D	C	E	R	S	D	I	E	K	A	R	J	F
D	K	B	S	E	R	C	O	H	G	D	F	Y	S	B	A	M
B	R	T	F	M	O	A	F	B	N	O	T	L	U	N	T	F
P	U	I	R	P	P	R	O	A	Y	J	X	Q	C	N	A	C
Q	N	O	H	G	F	I	L	B	P	F	A	P	T	P	O	P
K	Q	V	C	R	G	O	J	O	G	R	X	L	T	J	S	W
F	U	E	H	A	C	J	T	F	X	N	O	P	A	P	H	H
J	Q	N	O	T	B	T	V	B	V	J	I	N	A	T	I	I
R	B	M	M	E	O	V	D	J	K	H	E	T	P	H	S	S
E	J	I	M	R	W	K	Q	T	B	T	U	S	T	H	L	K
Q	O	T	D	E	L	I	Y	V	A	L	U	P	T	U	Q	K
J	U	T	B	L	J	R	F	L	A	X	G	B	C	X	C	F
H	K	D	O	I	M	H	P	D	J	O	G	B	U	N	V	N
T	M	E	A	S	U	R	I	N	G	C	U	P	B	G	O	B

CLOTHING (Solution)

Blouse
Coat
Dress
Gloves
Hat
Jacket
Jeans
Pants
Scarf
Shirt
Shorts
Skirt
Socks
Sweater
Tshirt

S	K	C	O	S	A	S	K	I	R	T	V	I	K	U	G	W
S	D	R	T	S	A	F	J	P	R	J	D	Q	P	O	X	O
W	P	R	C	F	R	Q	N	I	W	V	H	E	M	T	Y	U
S	Y	A	H	O	S	G	H	M	Q	R	S	D	A	A	O	K
T	R	R	P	H	L	S	C	F	E	U	T	H	K	X	Q	G
F	M	Q	N	O	T	C	I	T	O	I	Q	E	R	O	D	K
R	O	G	V	W	Y	C	A	L	Q	S	Y	X	K	J	Q	D
D	Q	E	U	B	I	E	B	S	I	T	D	P	X	C	W	H
L	S	Q	C	T	W	Y	P	T	C	B	J	Q	U	A	N	
T	R	G	H	S	X	T	A	X	U	S	P	G	D	X	X	J
N	T	X	O	W	E	O	D	L	H	G	H	D	E	N	Q	P
G	A	J	K	Y	C	U	B	I	D	S	H	O	R	T	S	G
X	S	E	M	A	N	R	R	R	R	F	P	F	E	N	T	I
H	E	A	N	L	W	T	I	N	E	P	A	N	T	S	Q	O
I	Q	N	L	W	Q	P	C	R	S	H	H	X	B	K	O	E
T	K	S	G	F	H	A	P	T	S	I	V	O	W	S	U	Q
D	R	A	R	P	K	T	P	F	M	R	W	P	E	Q	Y	D

26

SCHOOL SUBJECTS (Solution)

- Art
- Biology
- Chemistry
- Computer Science
- Economics
- English
- Foreign Language
- Geography
- History
- Literature
- Mathematics
- Music
- Physical Education
- Physics
- Science

TYPES OF MUSIC (Solution)

- Blues
- Classical
- Country
- Electronic
- Folk
- Gospel
- Hip hop
- Jazz
- Metal
- Pop
- Punk
- R&B
- Reggae
- Rock
- Techno

HOUSEHOLD ITEMS (Solution)

Alarm clock
Blender
Coffee maker
Dishwasher
Iron
Kettle
Lamp
Microwave
Mixer
Oven
Refrigerator
Television
Toaster
Vacuum cleaner
Washing machine

R	O	T	A	R	E	G	I	R	F	E	R	B	R	K	E	T
A	D	S	U	I	C	J	T	D	U	G	A	M	C	N	P	E
N	I	S	O	U	C	G	B	G	K	I	W	O	I	F	O	L
M	S	V	V	R	S	N	D	I	P	O	L	H	L	W	O	E
R	H	H	E	E	N	N	V	W	Y	C	C	U	H	C	R	V
Y	W	Q	N	D	H	J	S	H	M	A	J	Q	V	T	E	I
B	A	B	I	N	J	U	I	R	M	R	Q	H	E	L	N	S
G	S	K	S	E	B	A	A	G	E	W	G	E	P	B	A	I
M	H	E	K	L	W	L	N	K	W	F	M	E	X	R	E	O
V	E	T	V	B	A	I	A	L	M	H	V	V	W	M	L	N
W	R	T	A	E	H	M	A	I	M	A	C	G	H	G	C	I
B	S	L	Q	S	E	M	X	Y	W	T	G	O	Q	R	M	N
A	I	E	A	E	P	E	E	O	V	B	C	A	O	Q	U	X
V	N	W	F	T	R	H	R	H	I	M	N	O	R	I	U	G
U	E	F	T	G	P	C	C	P	U	F	O	G	R	J	C	O
R	O	P	V	E	I	U	R	E	T	S	A	O	T	X	A	Y
C	D	P	M	M	B	C	S	J	T	W	R	I	F	T	V	S

TYPES OF TREES (Solution)

Ash
Beech
Birch
Cedar
Chestnut
Elm
Fir
Maple
Oak
Pine
Poplar
Redwood
Spruce
Sycamore
Willow

E	R	O	M	A	C	Y	S	W	N	V	X	Y	U	U	C	Y
Q	I	R	C	Q	R	S	O	N	S	D	J	D	V	X	W	V
Q	C	Y	L	A	V	L	K	R	E	S	P	Y	P	P	A	H
F	Q	W	L	F	L	M	W	Q	L	V	H	S	H	C	R	C
Y	W	P	M	I	C	G	G	G	P	I	T	W	H	B	K	K
F	O	N	W	O	Q	R	N	A	A	H	E	C	V	B	A	C
P	A	J	L	R	Q	H	S	A	M	B	R	H	T	U	O	I
M	S	G	Q	R	B	N	B	P	I	A	J	B	M	E	J	
M	K	Q	Y	T	X	M	F	Q	B	U	X	M	L	H	F	J
R	C	A	A	S	C	P	B	Y	E	Q	M	N	B	W	G	U
T	U	N	T	S	E	H	C	Q	E	W	L	D	A	T	L	S
W	M	B	Q	O	D	G	B	T	C	T	B	O	F	G	U	E
W	H	M	V	C	A	V	U	R	H	B	Y	O	K	C	H	L
K	W	C	E	K	R	L	V	W	B	N	E	W	S	O	N	M
Q	N	R	N	F	N	E	P	D	L	N	C	D	O	K	W	Y
R	A	D	I	X	T	E	C	U	R	P	S	E	G	U	K	C
U	P	Y	P	F	U	P	W	J	O	N	H	R	B	O	A	G

INSECTS (Solution)

Ant
Bee
Beetle
Butterfly
Caterpillar
Cricket
Dragonfly
Firefly
Fly
Grasshopper
Ladybug
Mosquito
Moth
Praying Mantis
Wasp

OUTER SPACE (Solution)

Asteroid
Black hole
Comet
Constellation
Extraterrestrial
Galaxy
Meteor
Nebula
Orbit
Planet
Satellite
Spacecraft
Spacewalk
Star
Supernova

VEGETABLES (Solution)

Bell pepper
Broccoli
Carrot
Cauliflower
Celery
Cucumber
Eggplant
Green beans
Lettuce
Onion
Potato
Radish
Spinach
Tomato
Zucchini

O	A	G	R	E	E	N	B	E	A	N	S	Q	R	V	C	F
I	F	U	K	I	S	R	W	I	C	M	Q	Y	N	B	A	W
F	P	N	S	A	P	W	J	O	V	O	V	H	U	N	R	S
A	M	A	H	G	I	T	Q	B	U	K	L	U	J	X	R	M
K	N	T	U	T	N	V	C	E	A	S	M	C	R	C	O	V
X	J	P	U	N	A	K	T	L	M	D	C	O	L	E	T	H
S	E	F	N	A	C	R	W	L	V	B	A	N	J	L	C	F
N	O	Y	E	L	H	A	C	P	L	M	U	B	I	E	U	F
Q	C	F	C	P	Q	D	M	E	Q	K	L	R	L	R	C	W
W	W	G	U	G	U	I	N	P	A	W	I	N	O	Y	U	L
X	N	O	T	G	B	S	H	P	R	V	F	N	C	N	M	Y
J	P	M	T	E	E	H	C	E	L	G	L	O	C	X	B	N
U	T	F	E	T	I	M	R	R	O	U	O	I	O	D	E	U
G	U	T	L	V	C	G	J	R	S	S	W	N	R	A	R	J
K	G	S	P	O	T	A	T	O	J	A	E	O	B	M	F	A
K	F	Z	U	C	C	H	I	N	I	C	R	J	C	T	H	B
O	C	G	B	T	O	M	A	T	O	J	S	I	W	H	O	W

FAMILY MEMBERS (Solution)

Aunt
Brother
Cousin
Daughter
Father
Grandfather
Grandmother
Mother
Nephew
Niece
Sister
Son
Stepfather
Stepsister
Uncle

E	B	J	R	E	H	T	O	M	A	Y	R	F	C	H	S	K
N	G	B	J	F	N	D	H	H	I	S	K	B	C	U	D	F
A	R	S	D	J	W	R	F	C	I	W	O	S	S	O	F	C
I	A	I	S	T	E	P	S	I	S	T	E	R	M	Q	A	V
H	N	D	A	U	G	H	T	E	R	G	T	P	O	T	T	W
S	D	V	P	U	B	Y	N	I	E	C	E	N	G	N	H	C
G	F	C	U	R	A	Y	V	W	O	R	J	R	I	B	E	S
J	A	P	X	U	Y	T	V	M	Y	G	A	S	V	P	R	G
O	T	F	A	U	N	T	O	X	S	N	U	G	L	Y	S	L
M	H	R	L	T	W	C	H	M	D	O	J	K	S	N	R	Q
P	E	R	P	V	N	H	L	M	C	D	O	I	E	F	S
Y	R	S	W	E	I	K	O	E	G	P	S	G	L	P	O	X
B	R	R	M	O	H	T	R	I	L	T	M	F	N	H	I	K
B	S	O	N	N	H	U	K	W	E	I	V	O	K	E	Y	F
F	E	X	L	E	R	F	Q	R	R	Y	P	F	X	W	N	R
A	M	E	R	N	F	S	T	E	P	F	A	T	H	E	R	L
J	J	G	R	E	H	T	O	R	B	E	E	T	I	G	U	I

CAPITALS (Solution)

Beijing
Berlin
Brasília
Buenos Aires
Cairo
Canberra
London
Madrid
Moscow
New Delhi
Ottawa
Paris
Rome
Tokyo
Washington

SUMMER (Solution)

Barbecue
Beach
Fireworks
Flip flops
Heatwave
Ice cream
Lemonade
Picnic
Sandcastle
Sunglasses
Sunscreen
Sunshine
Swimming
Vacation
Watermelon

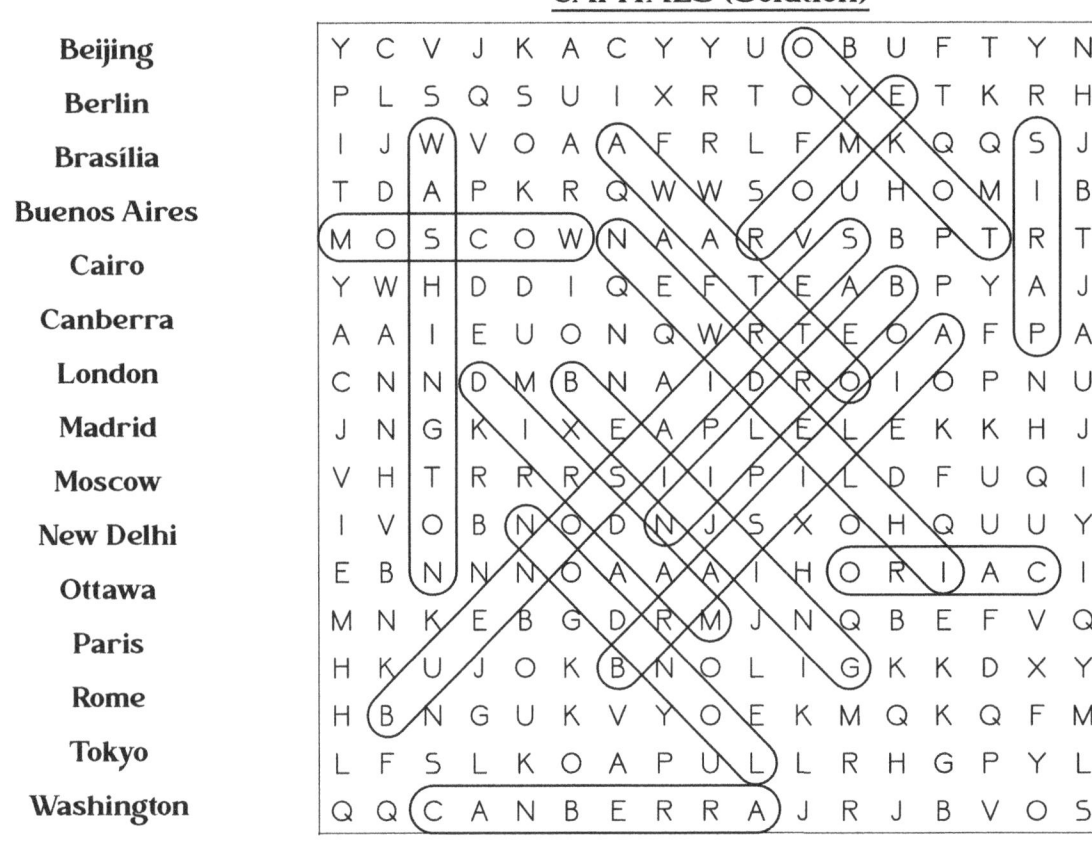

PETS (Solution)

Bird
Cat
Dog
Ferret
Fish
Gecko
Guinea pig
Hamster
Hedgehog
Horse
Lizard
Parrot
Rabbit
Snake
Turtle

S	T	I	B	B	A	R	K	L	S	E	C	O	W	G	F	G
T	X	U	N	I	C	B	N	Y	E	L	O	V	H	H	O	U
N	Y	B	C	S	G	A	J	C	Y	H	T	L	W	T	G	D
P	E	B	N	C	K	U	T	K	Y	C	E	W	S	A	O	W
R	E	T	S	M	A	H	I	V	M	H	R	R	U	J	Y	R
J	J	D	D	E	I	O	D	N	M	P	R	P	M	N	V	E
I	F	N	M	X	D	J	L	K	E	P	E	M	M	W	L	L
F	Q	Q	H	V	D	T	F	O	S	A	F	N	D	B	U	T
T	I	V	O	L	W	A	B	I	H	E	P	F	H	D	P	R
E	A	S	G	B	I	R	D	E	R	G	Q	I	M	B	H	U
B	G	T	H	V	D	J	D	I	J	E	E	J	G	L	R	T
K	T	G	B	Y	K	G	G	N	K	F	Q	C	I	O	F	H
D	I	F	M	W	E	E	Q	A	V	B	S	Z	H	P	O	R
P	Y	W	A	H	C	I	N	B	X	H	A	L	R	R	W	S
J	Y	R	O	K	A	S	B	L	H	R	T	B	S	L	D	N
O	Y	G	O	I	K	K	P	A	D	B	U	E	O	D	O	N
C	G	P	I	K	T	O	R	R	A	P	L	X	E	B	X	D

PLANETS (Solution)

Earth
Jupiter
Mars
Mercury
Neptune
Pluto
Saturn
Uranus
Venus

K	M	N	J	V	D	A	R	I	K	T	J	I	E	K
P	A	H	B	T	H	S	R	G	W	U	F	Y	B	N
B	G	D	M	L	W	H	M	I	P	H	M	U	C	N
O	H	L	W	U	C	D	M	I	W	S	W	R	A	F
X	T	W	A	L	O	L	T	B	A	A	I	W	X	M
Y	H	U	D	U	O	E	F	A	J	X	A	H	F	P
W	C	V	L	H	R	J	N	T	I	R	H	M	V	I
U	T	Q	S	P	T	A	N	K	V	H	M	I	G	M
N	O	S	S	X	D	R	N	R	A	B	C	L	E	O
X	V	Q	Y	W	Q	P	A	U	U	K	W	A	N	W
W	L	B	A	Q	E	O	J	X	F	D	A	U	T	N
H	B	O	S	Y	Y	R	U	C	R	E	M	S	P	M
W	M	X	H	N	H	G	V	F	E	P	H	M	E	P
N	T	S	U	N	E	V	C	C	M	N	S	E	N	U

CROSSWORD PUZZLES

HOW TO PLAY:

Crossword puzzles are presented in a grid format, typically square or rectangular.

The aim of the game is to fill the squares with letters, thereby creating words or phrases. This is achieved by deciphering clues provided, leading to the answers.

In languages that are written left-to-right, the answer words and phrases are placed in the grid from left to right ("Across") and from top to bottom ("Down").

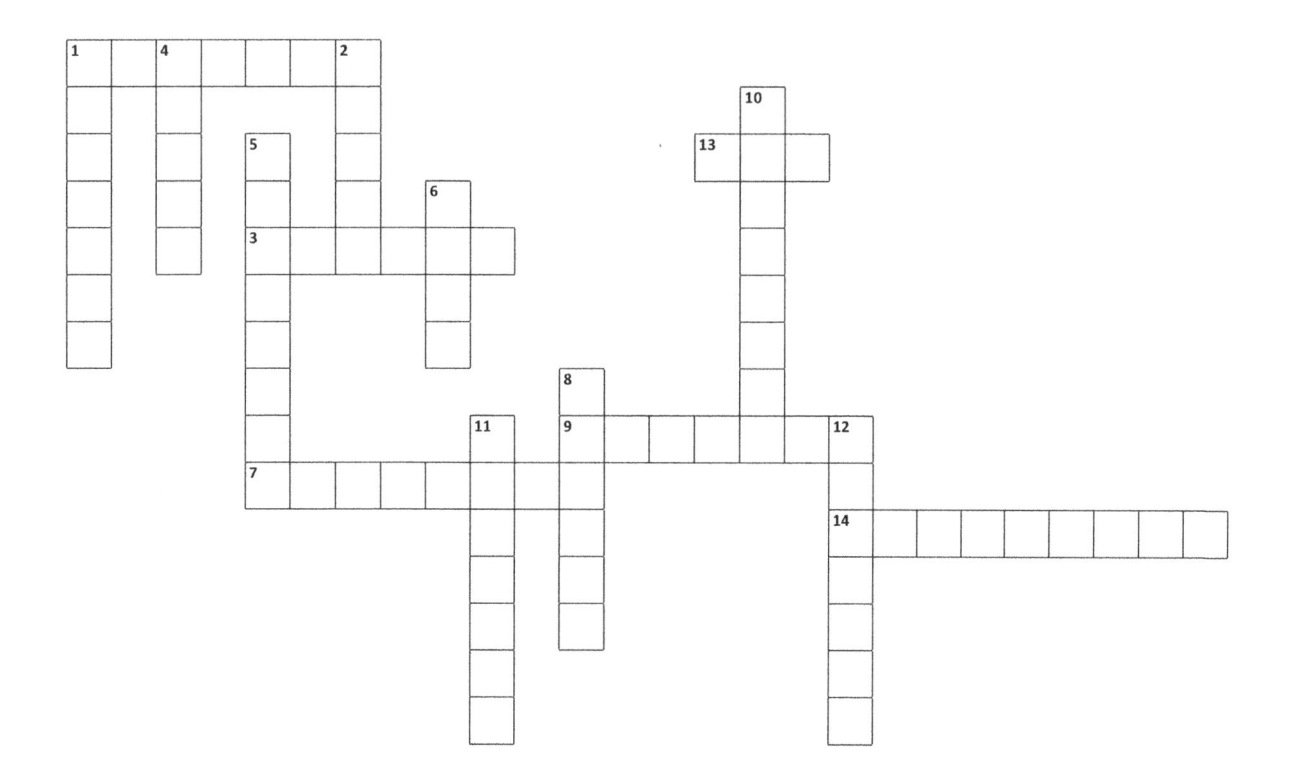

FOOD

ACROSS
1. Italian layered pasta dish.
3. Small, round fruit often on desserts.
7. Frozen dairy dessert.
9. Hot breakfast made from oats.
13. Indian lentil dish.
14. German sausage.

DOWN
2. Forbidden fruit in folklore.
4. Japanese rice dish with raw fish.
5. Tube-shaped pasta.
6. Creamy French cheese.
1. Leafy green in salads.
8. Common salad ingredient.
10. Crusty French bread.
11. Popular tomato-based condiment.
12. Fine dining seafood.

SPORTS

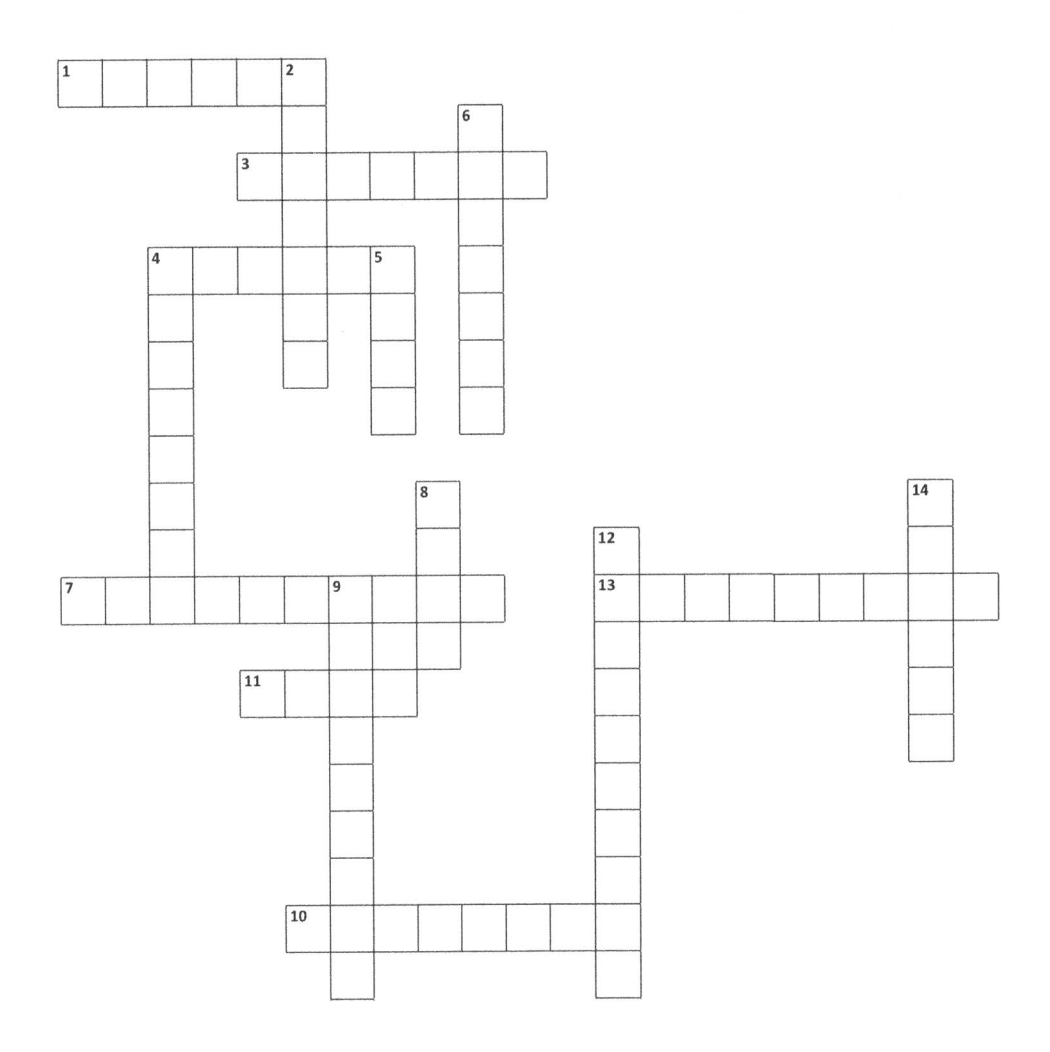

ACROSS

1. A game with love and deuce.
3. A sport where you shoot arrows at a target.
4. A combat sport in a ring with gloves.
7. Played on a court with a net.
10. Where goals are scored with feet.
11. A martial art from Japan.
13. A sport involving jumps and hurdles.

DOWN

2. A water sport with boards and waves.
4. A team sport played on a diamond.
5. The gentleman's game played with clubs and balls.
6. A sport played on a green field with bats and balls.
8. A sport played on horseback.
9. A sport played on a court with a shuttlecock.
12. Fast-paced game with a hoop and a ball.
14. Played on ice with sticks and a puck.

ANIMALS

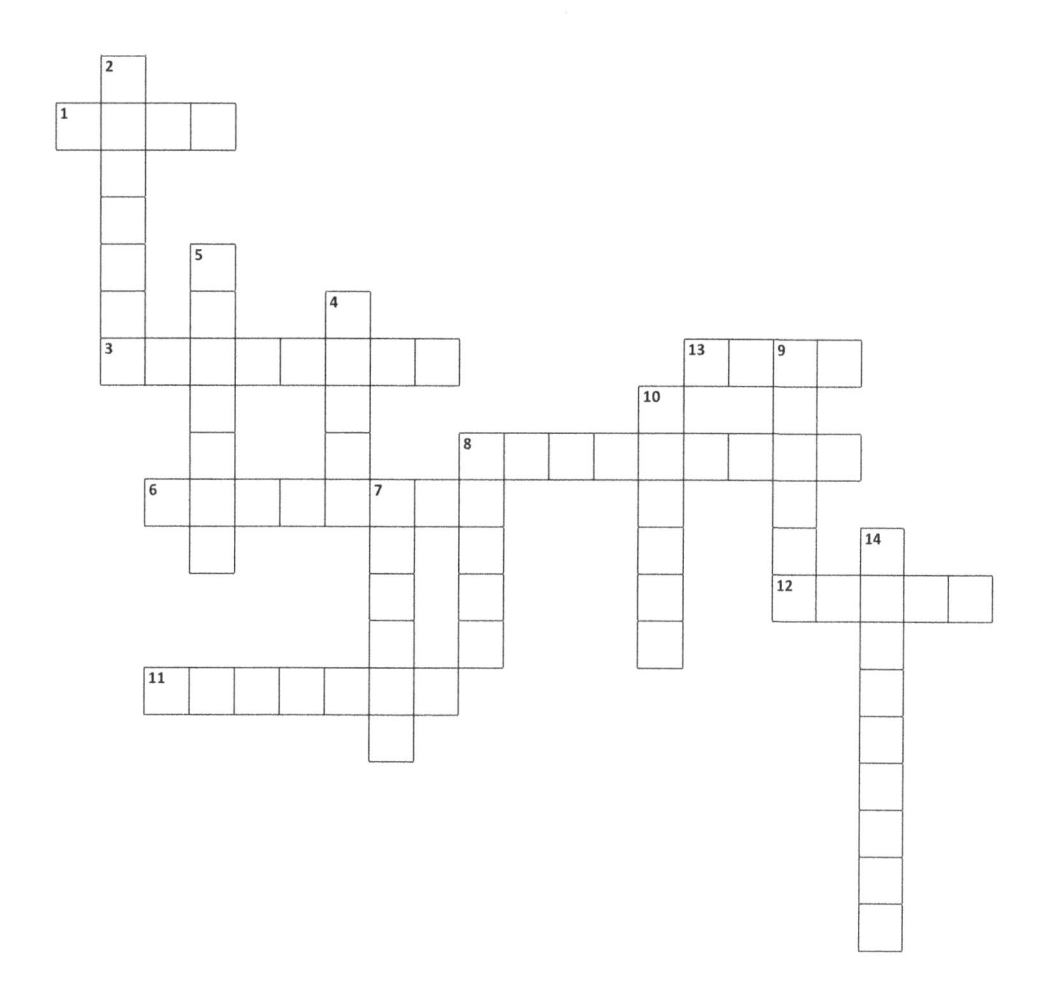

ACROSS

1. King of the Jungle.
3. Largest land mammal.
6. Australia's iconic marsupial.
8. Largest living reptile.
11. Fast-swimming marine mammal with a blowhole.
12. Ocean's top predator.
13. Flightless bird from New Zealand.

DOWN

2. Long-necked African mammal.
4. Black and white bear from China.
5. Fastest land animal.
7. Long-eared hopping mammal.
8. Venomous snake with hood markings.
9. Arctic marine mammal with tusks.
10. Agile tree-dwelling primate.
14. National bird of the United States.

FRUITS

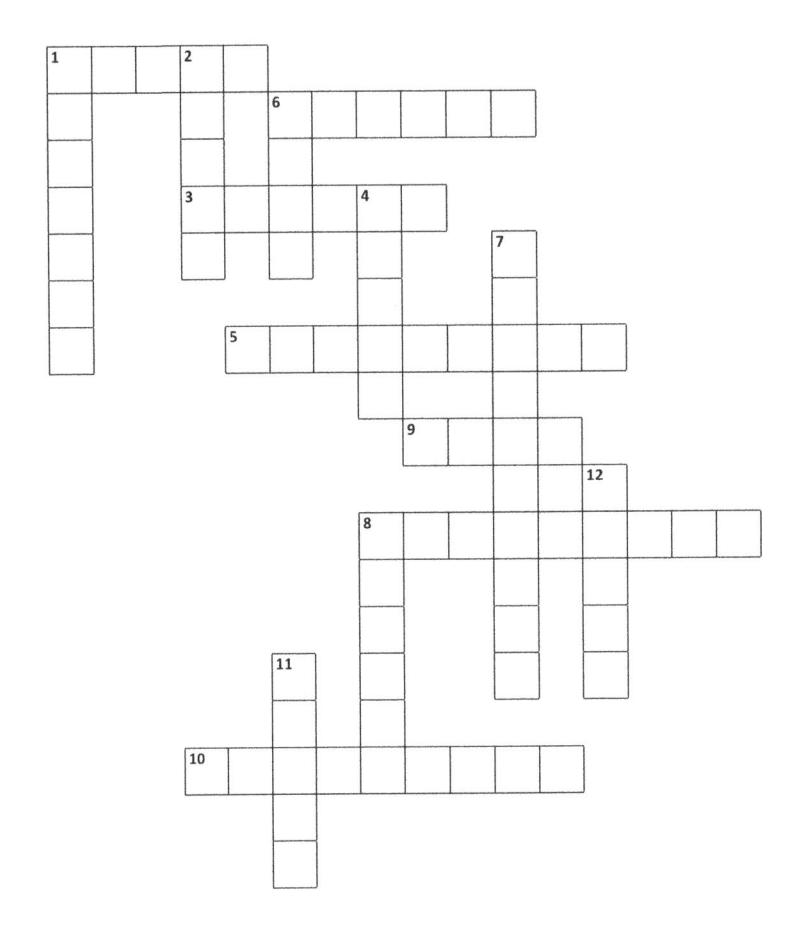

ACROSS

1. Round red fruit often associated with love.
3. Sweet, seedless citrus fruit.
5. Red fruit with tiny seeds on the outside.
6. Yellow fruit with a soft, velvety skin and large seed inside.
8. Small, purple fruit known for its antioxidants.
9. Tart, green fruit often used in pies.
10. Tropical fruit with a spiky outer shell and sweet, white flesh.

DOWN

2. Citrus fruit with a sour taste.
1. Green fruit with a creamy texture and large seed in the middle.
4. Purple fruit often used to make juice and wine.
6. Green fruit with a thin skin and crunchy flesh.
7. Small, juicy red fruit often used in desserts.
8. Yellow fruit with a curved shape.
11. Tropical fruit with yellow skin and sweet, tangy flesh.
12. Sweet, juicy fruit with a fuzzy skin.

KITCHEN ITEMS

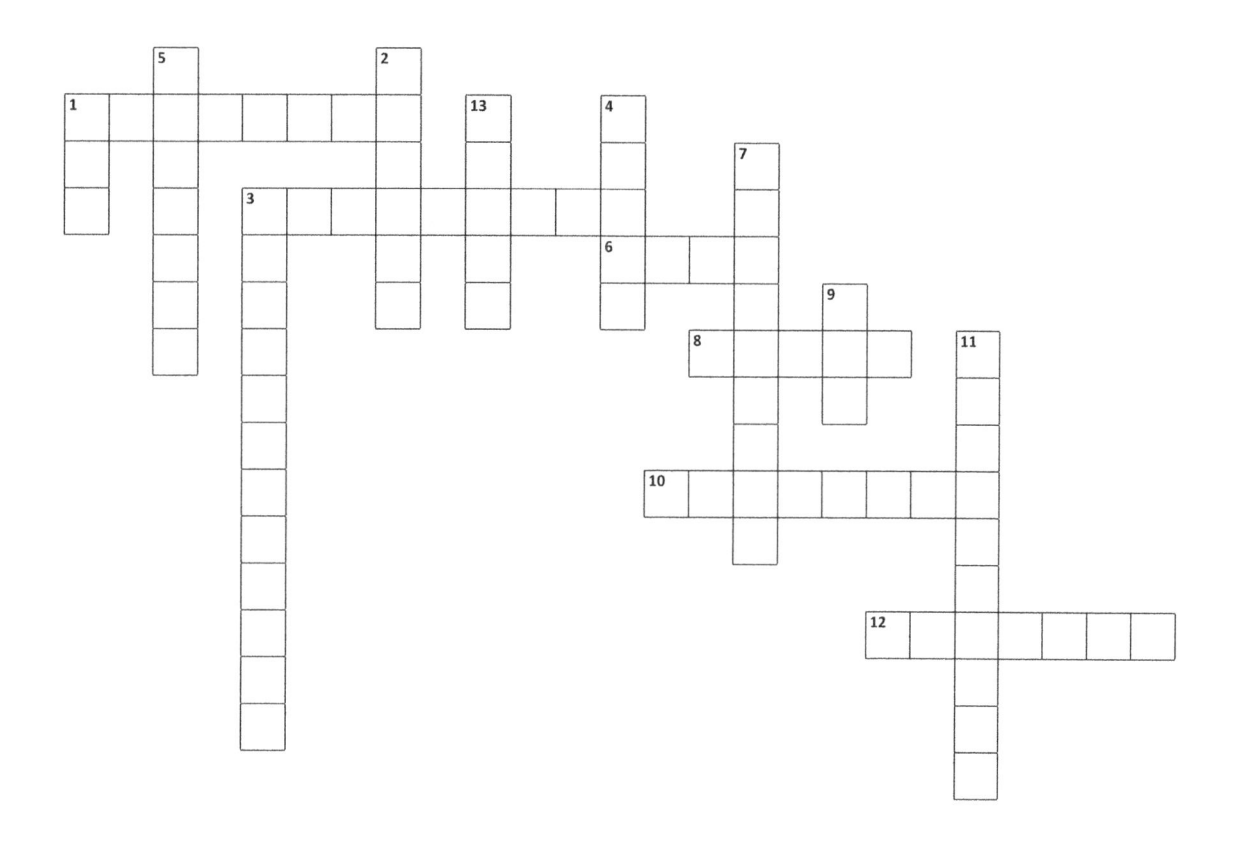

ACROSS

1. Used for draining pasta or washing vegetables.
3. Used for storing leftovers in the fridge.
6. Keeps food warm until served.
8. Used for stirring and mixing ingredients in a bowl.
10. Used for baking cookies and cakes.
12. Used for flipping pancakes or omelets.

DOWN

2. Used for grating cheese or vegetables.
4. Used for protecting clothes while cooking.
5. Used for blending smoothies and soups.
1. Used for measuring ingredients like flour or sugar.
7. Used for opening cans.
9. Used for boiling water or cooking pasta.
3. Used for cutting dough into shapes.
11. Used for seasoning food while cooking.
13. Used for cutting vegetables and fruits.

CLOTHING

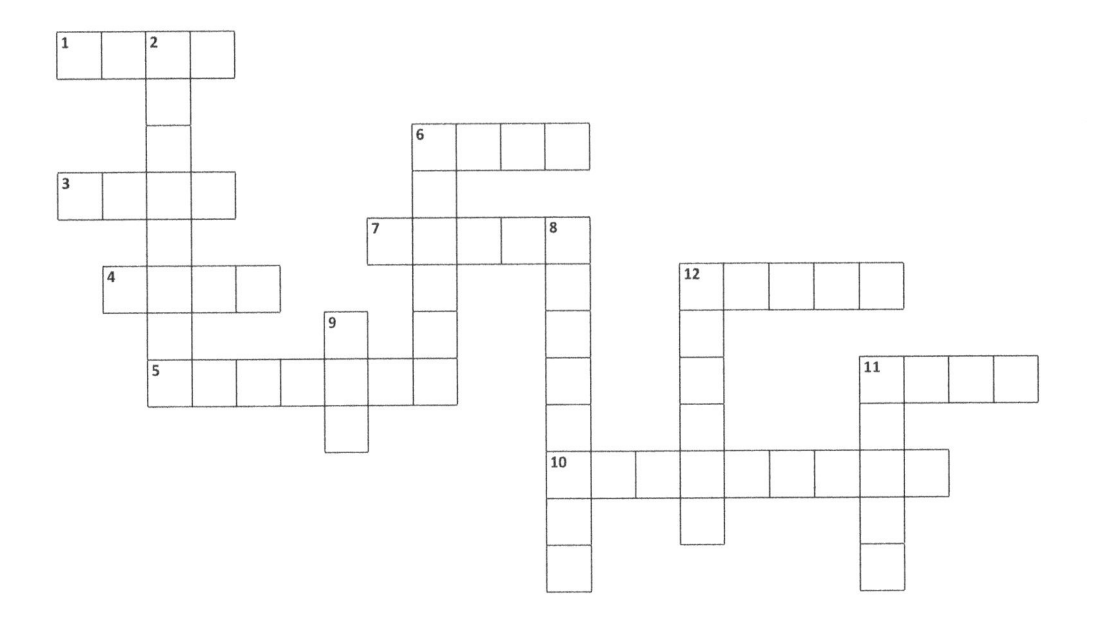

ACROSS
1. Sleeveless garment worn over a shirt.
3. Outer garment worn over the shoulders.
4. Garment worn around the waist to hold up pants.
5. Casual footwear without laces.
7. Footwear worn for hiking.
6. Formal dress for women.
10. Tight-fitting garment worn under clothing.
11. Formal attire for men.
12. Garment covering the lower body, often denim.

DOWN
2. Footwear for sports.
6. Clothing item worn on the hands.
8. Bottoms worn for swimming.
9. Head covering worn in winter.
11. Garment worn around the neck for warmth.
12. Lightweight garment worn over other clothes.

VEGETABLES

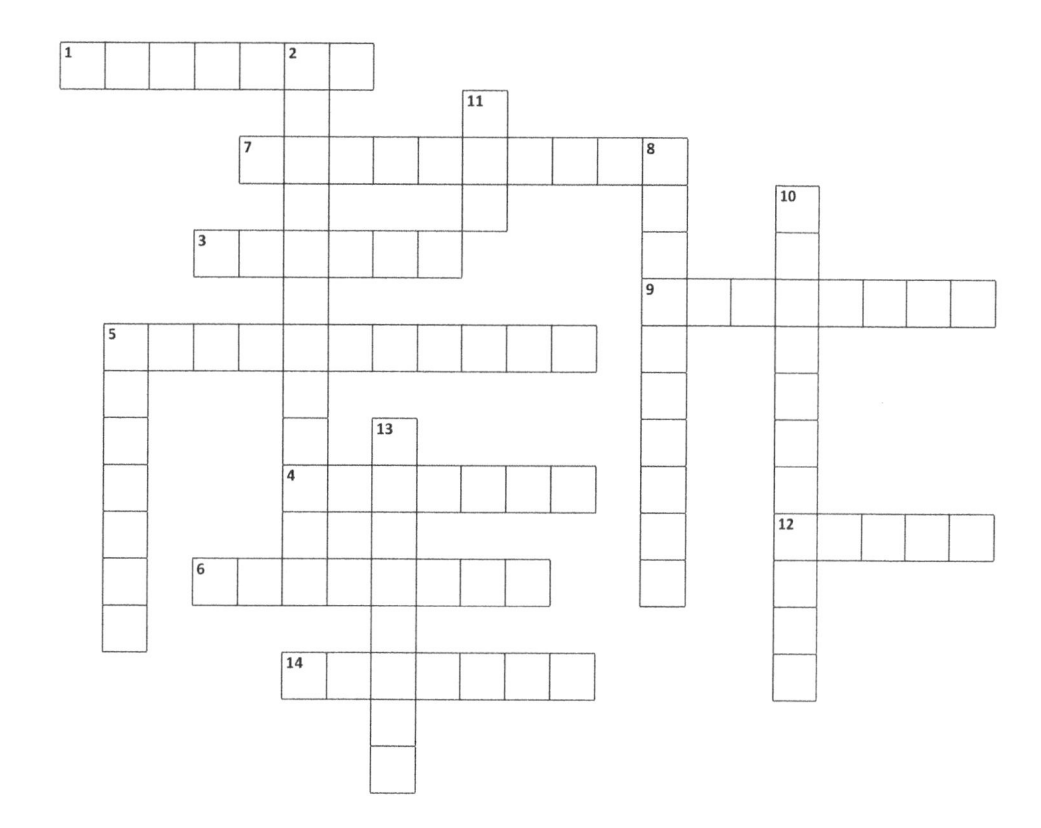

ACROSS

1. Green vegetable used in salads.
3. Root vegetable often used in stews.
4. Leafy green with a peppery taste.
5. Orange vegetable rich in beta-carotene.
6. Cruciferous vegetable often steamed or roasted.
7. Sweet and crunchy vegetable often eaten raw.
9. Long, green vegetable often sliced for salads.
12. Vegetable with a bulbous white base.
14. Leafy green vegetable often used in sandwiches.

DOWN

2. Small, round vegetable often found in salads.
5. Small green vegetable often used in stir-fries.
8. Purple vegetable often pickled.
10. White vegetable often used in mashed form.
11. Small, round vegetable often found in soups.
13. Long, slender vegetable often used in Italian dishes.

JOBS

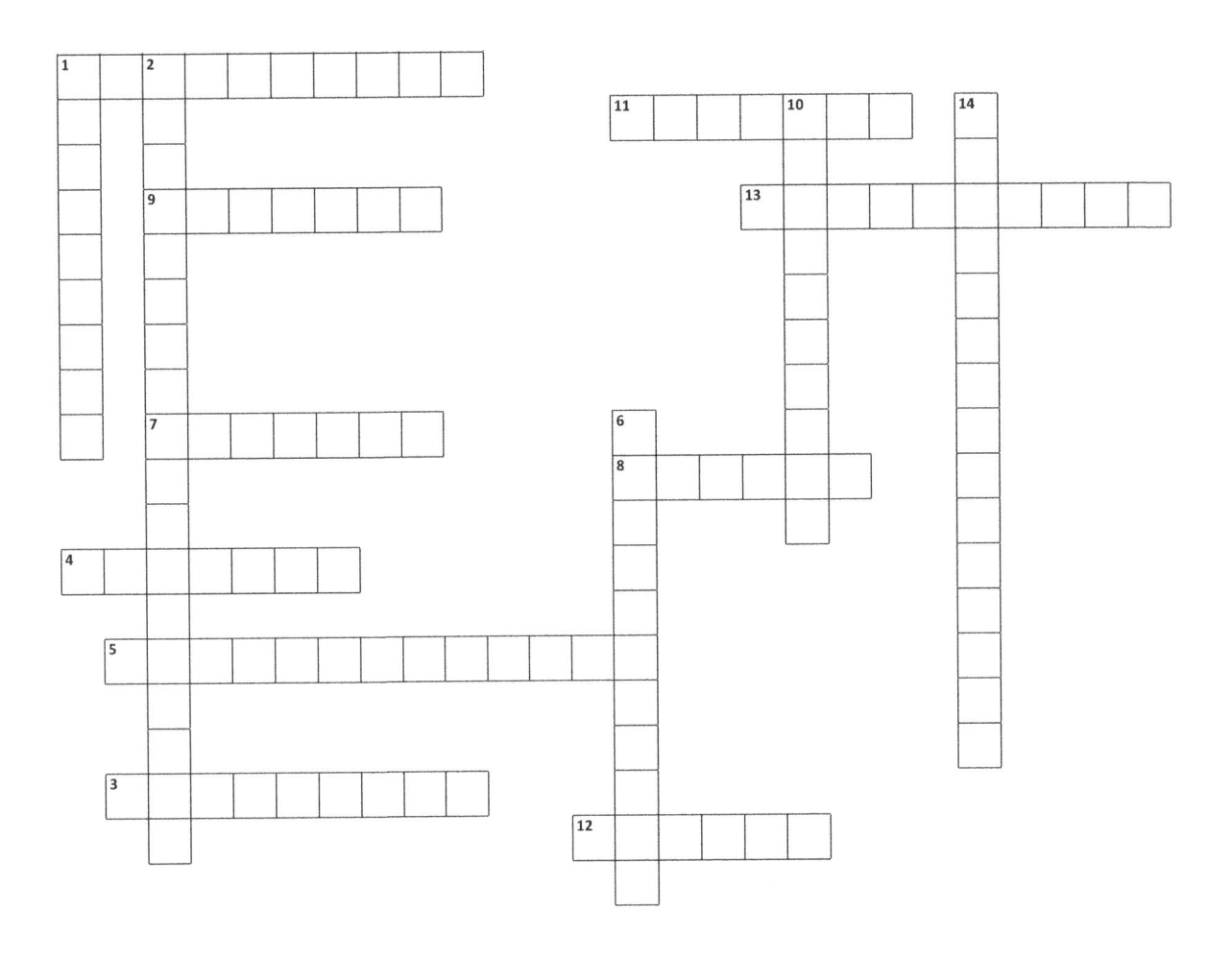

ACROSS

1. Crunches numbers for a living.
3. Unravels mysteries and tracks down clues.
4. Keeps smiles bright and teeth healthy.
5. Upholds law and order in the community.
7. Imparts knowledge to young minds.
8. Advocates for clients in legal arenas.
9. Performs delicate operations to heal ailments.
11. Fixes waterworks and pipe problems.
12. Attends to diners' needs in eateries.
13. Crafts stories for the public's consumption.

DOWN

1. Dreams up blueprints for structures.
2. Manages heavy lifting at construction sites.
6. Solves electrical problems and sparks solutions.
10. Handles financial records for a company.
14. Puts together visual concepts for brands.

DAILY LIFE

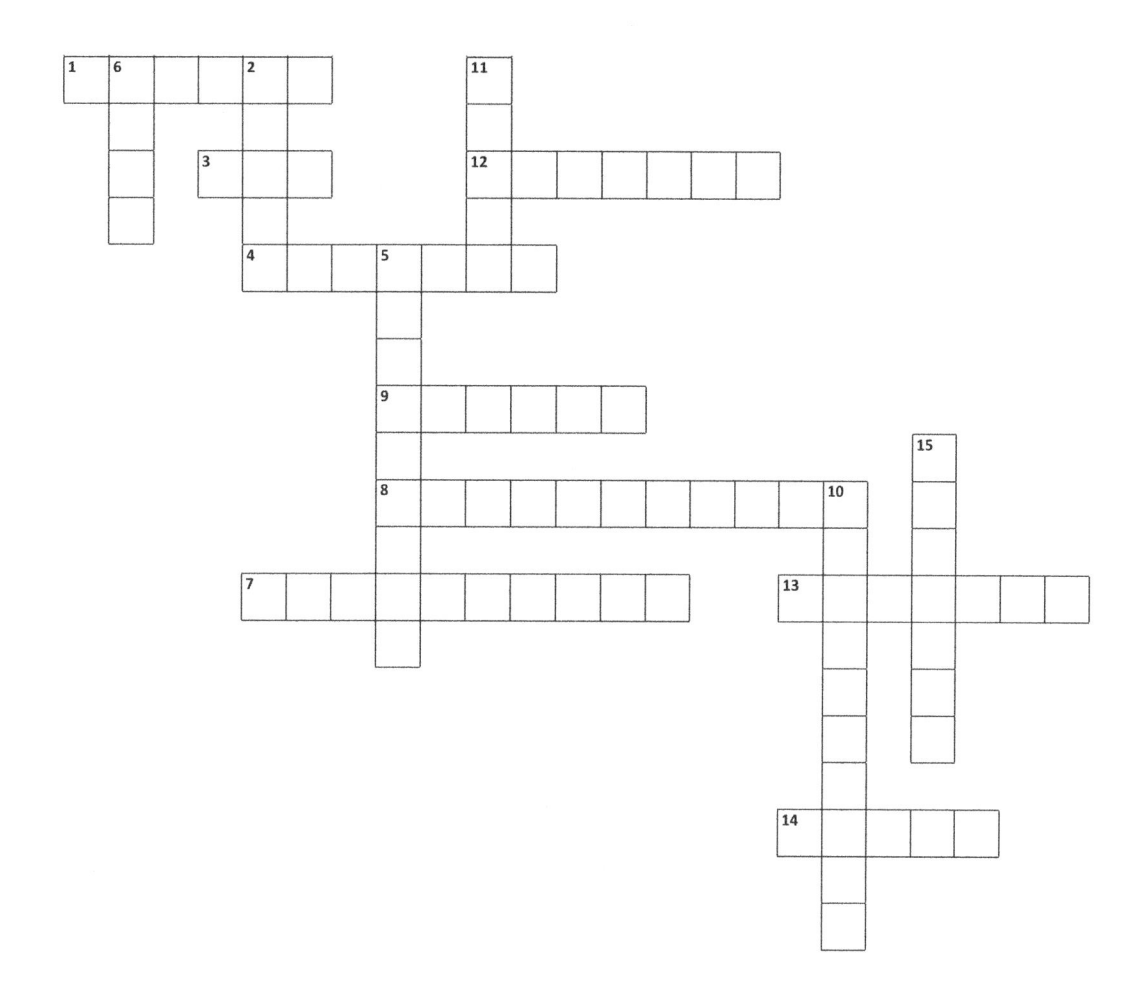

ACROSS

1. Morning brew.
3. Midday break.
4. Folding and putting away clothes.
7. Evening entertainment in the living room.
8. Scheduled time for work or school.
9. Evening ritual for cleanliness.
12. Basic form of communication.
13. Act of preparing and eating food.
14. Meal between breakfast and dinner.

DOWN

2. Checking for new messages.
5. Daily publication.
6. Essential for cooking and baking.
10. Essential for a clean smile.
11. Necessary for proper hydration.
15. Getting from point A to point B.

SUMMER

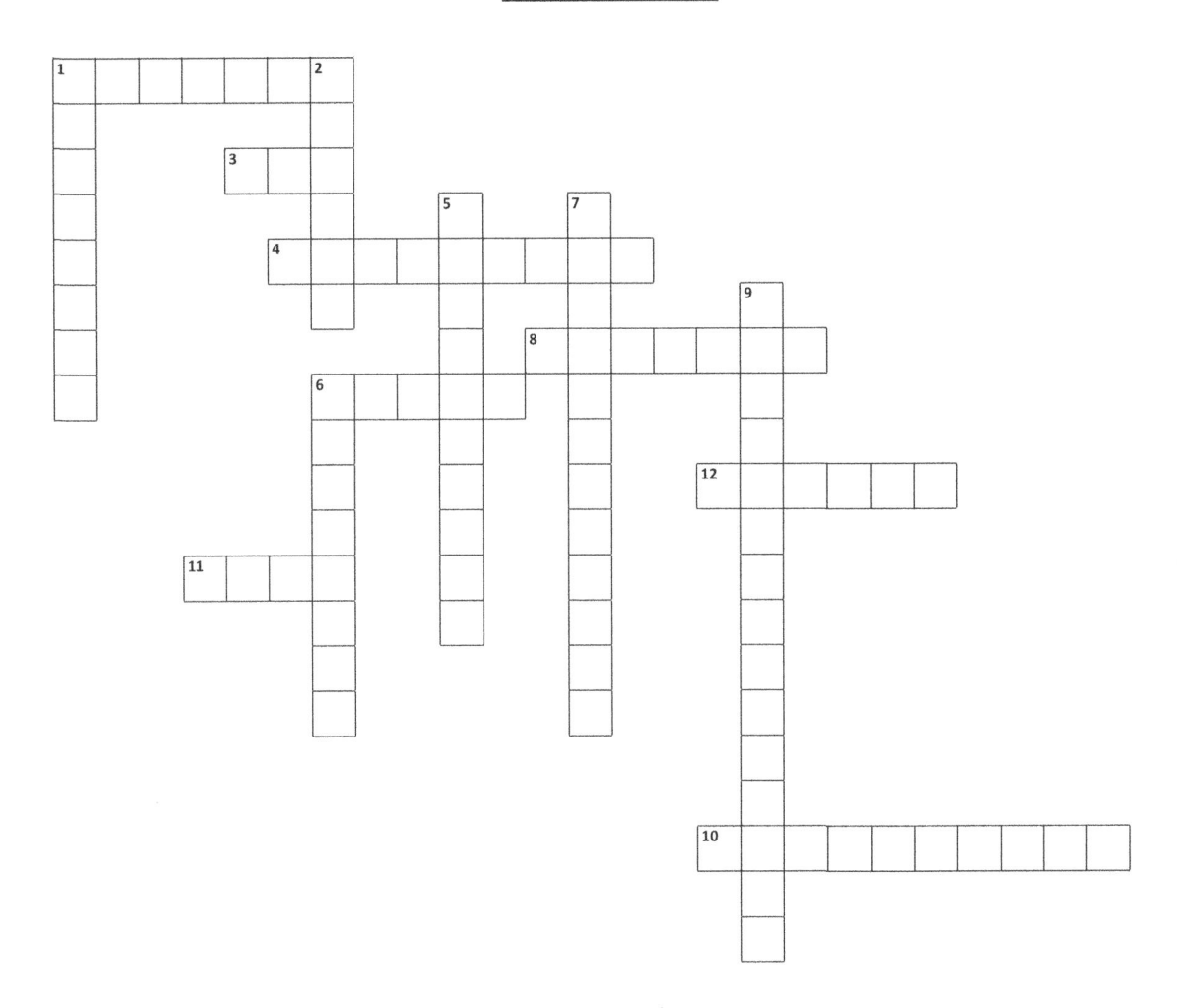

ACROSS

1. Summer footwear.
3. Bright celestial body associated with summer.
4. Summer pastime involving a net and shuttlecock.
6. Popular vacation destination in the summer.
8. Summer insect known for its chirping.
10. Popular summer fruit.
11. Summer month with the longest daylight hours.
12. Summer wardrobe staple.

DOWN

1. Outdoor water activity.
2. Protective summer headwear.
5. Seasonal cocktail often served with a tiny umbrella.
7. Seasonal event with fireworks.
9. Summer sport played on a sandy court.
6. Outdoor cooking event.

COUNTRIES

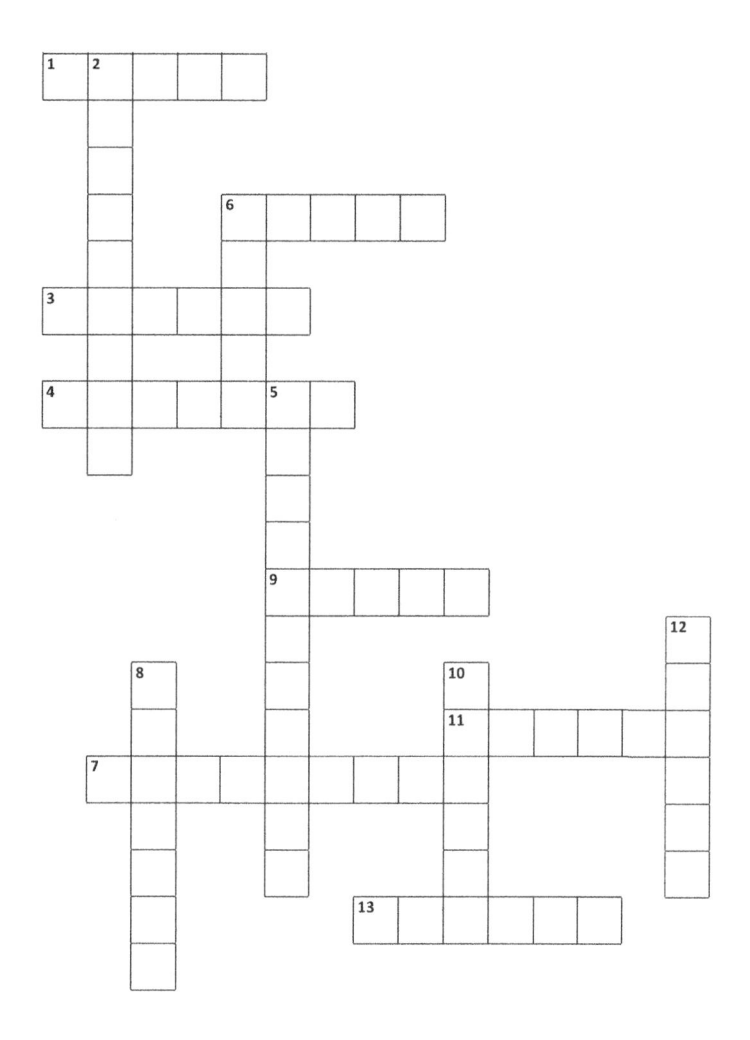

ACROSS

1. Land of the Rising Sun.
3. Land of the Maple Leaf.
4. Country of a Thousand Lakes.
7. Birthplace of the Tango.
9. Land of the Pharaohs.
6. Birthplace of Pizza.
11. Largest Country by Land Area.
13. Birthplace of Democracy.

DOWN

2. Known for its Kangaroos.
5. Famous for its Windmills and Tulips.
6. Home of the Taj Mahal.
8. Known for its Couscous and Tagine.
10. Home of the Eiffel Tower.
12. Where the Amazon Rainforest is found.

PARTS OF BODY

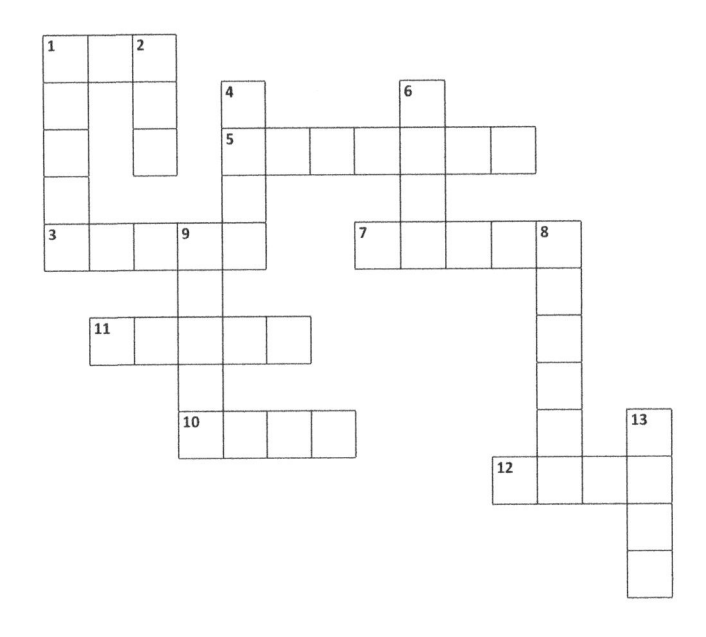

ACROSS

1. The window to the soul.
3. Where you might wear a wristwatch.
5. Where you might get a piercing.
7. The body's powerhouse.
10. Helps you breathe.
11. Allows you to smile and speak.
12. Connects your head to your body.

DOWN

2. Helps you hear and keep balance.
1. Allows you to bend and straighten your arm.
4. You walk on them.
6. The center of your face.
8. Allows you to taste your food.
9. Protects the brain.
13. The body's largest organ.

EMOTIONS

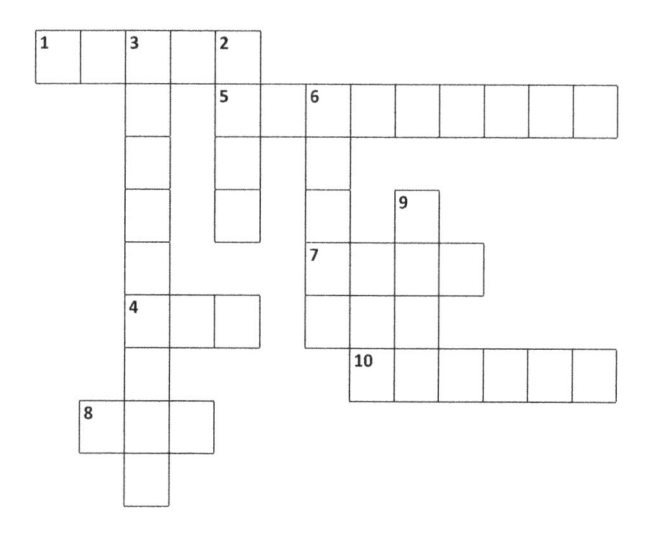

ACROSS

1. Feeling of amusement
4. Feeling of embarrassment or shame
5. State of surprise or astonishment
7. Feeling of guilt or remorse
8. Overwhelming sadness
10. A mixture of sadness and longing

DOWN

2. Intense dislike or aversion
3. Intense feeling of disgust
6. Sense of unease or nervousness
9. State of extreme anger

PETS

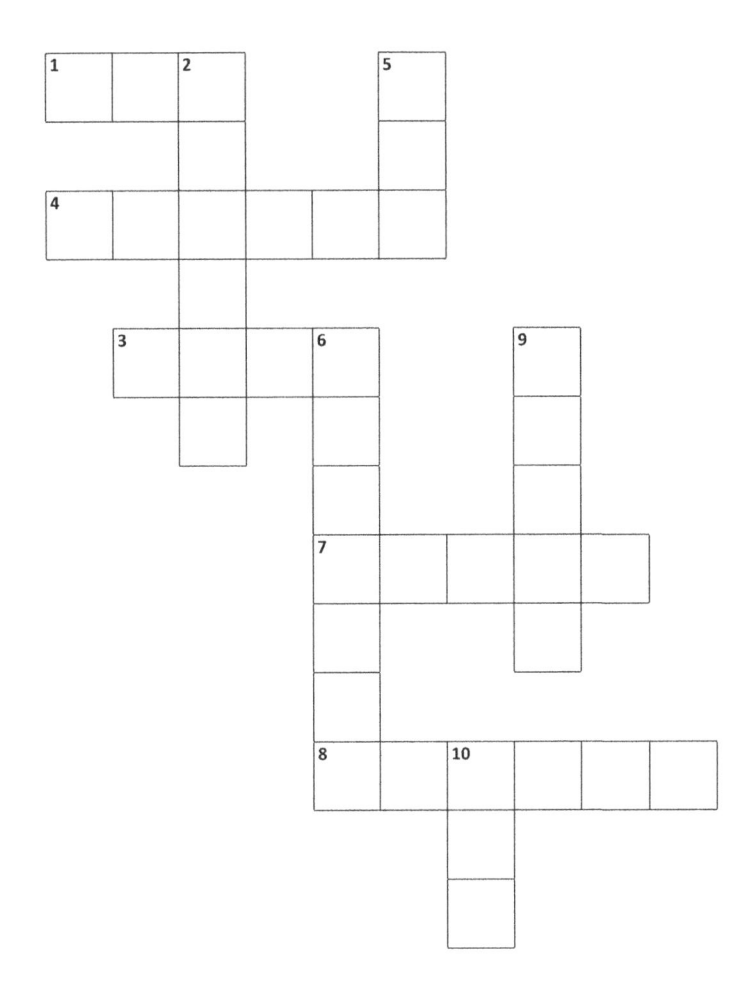

ACROSS

1. Man's best friend
3. Playful aquatic creature often found in a tank
4. Intelligent bird often kept in a cage
7. Slithery reptile often kept in a tank
8. Long-eared, hopping mammal often kept in a hutch

DOWN

2. Small, furry creature that enjoys running on a wheel
5. Furry feline friend
6. Fluffy rodent known for spinning webs
9. Small, scaly creature often kept in a terrarium
10. Furry nocturnal mammal known for hanging upside down

TRANSPORTATION

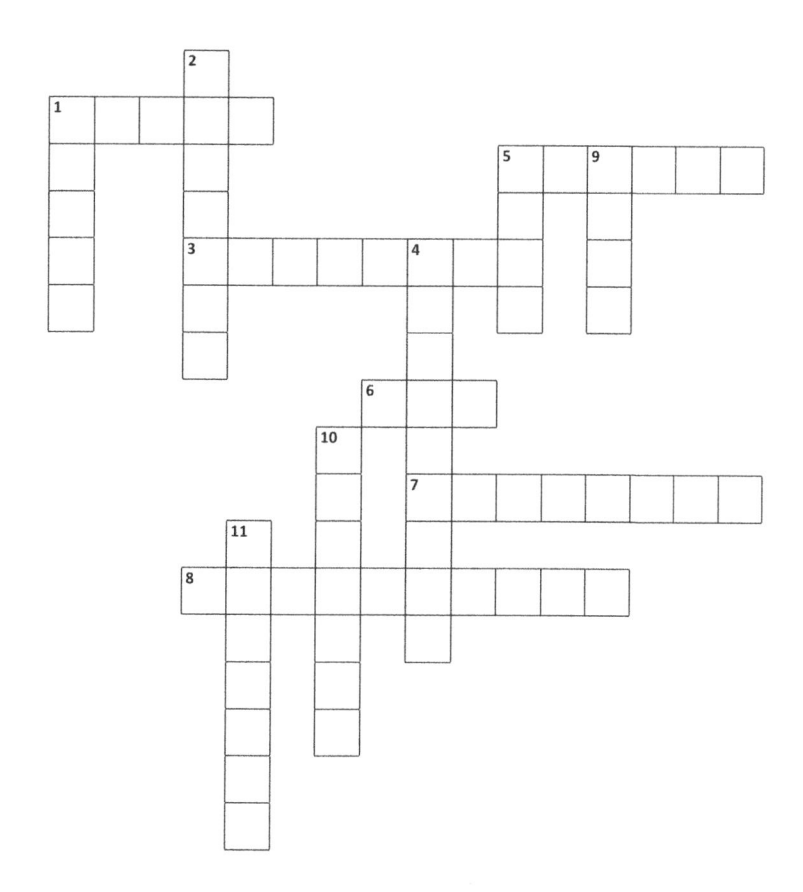

ACROSS

1. Mode of transportation on rails.
3. Mode of transportation drawn by horses.
5. Public transportation system with tracks.
6. Public vehicle carrying multiple passengers.
7. Vehicle for aerial travel.
8. Personal vehicle with two wheels and a motor.

DOWN

2. Two-wheeled vehicle powered by pedals.
1. Large vehicle used for transporting goods.
4. Vehicle used for emergency medical transport.
5. Mode of transportation pulled by dogs.
9. Watercraft propelled by sails or engines.
10. Personal vehicle used for short-distance travel.
11. Transport method using human power and oars.

FOOD (Solution)

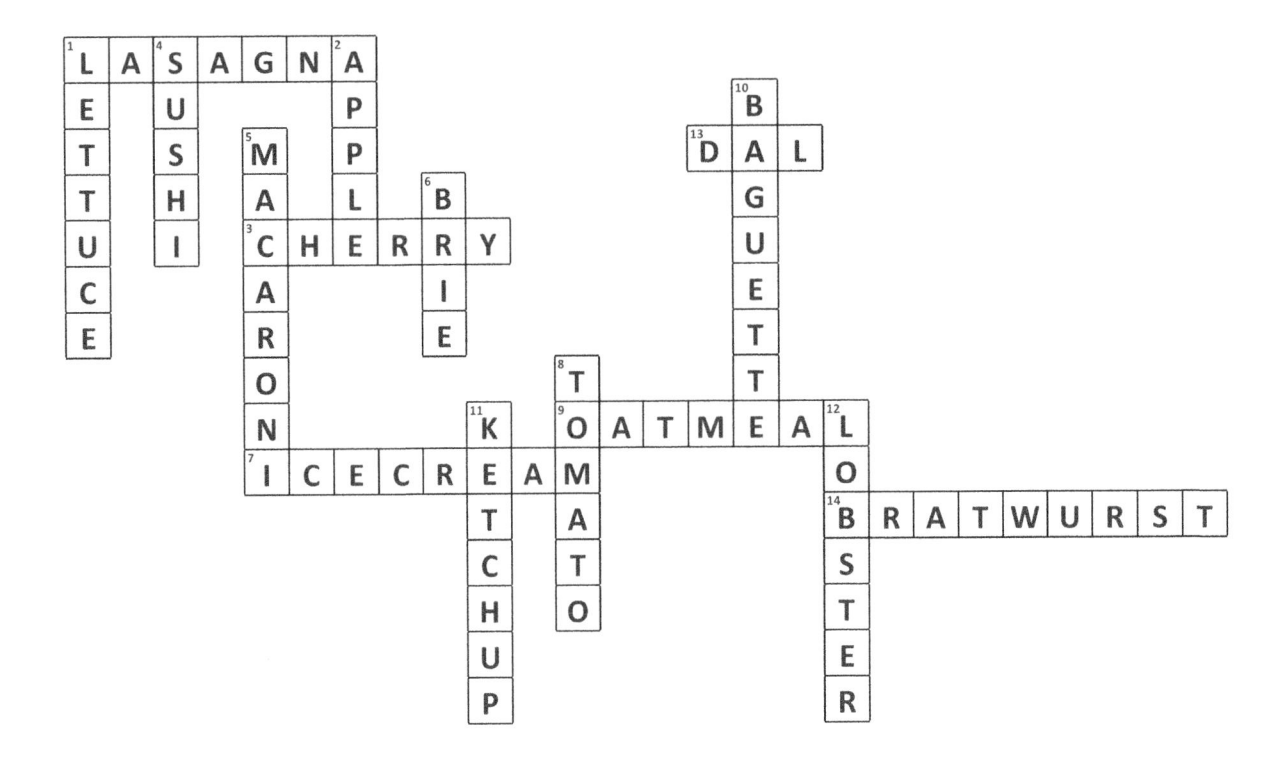

ACROSS

1. Italian layered pasta dish.
3. Small, round fruit often on desserts.
7. Frozen dairy dessert.
9. Hot breakfast made from oats.
13. Indian lentil dish.
14. German sausage.

DOWN

2. Forbidden fruit in folklore.
4. Japanese rice dish with raw fish.
5. Tube-shaped pasta.
6. Creamy French cheese.
1. Leafy green in salads.
8. Common salad ingredient.
10. Crusty French bread.
11. Popular tomato-based condiment.
12. Fine dining seafood.

SPORTS (Solution)

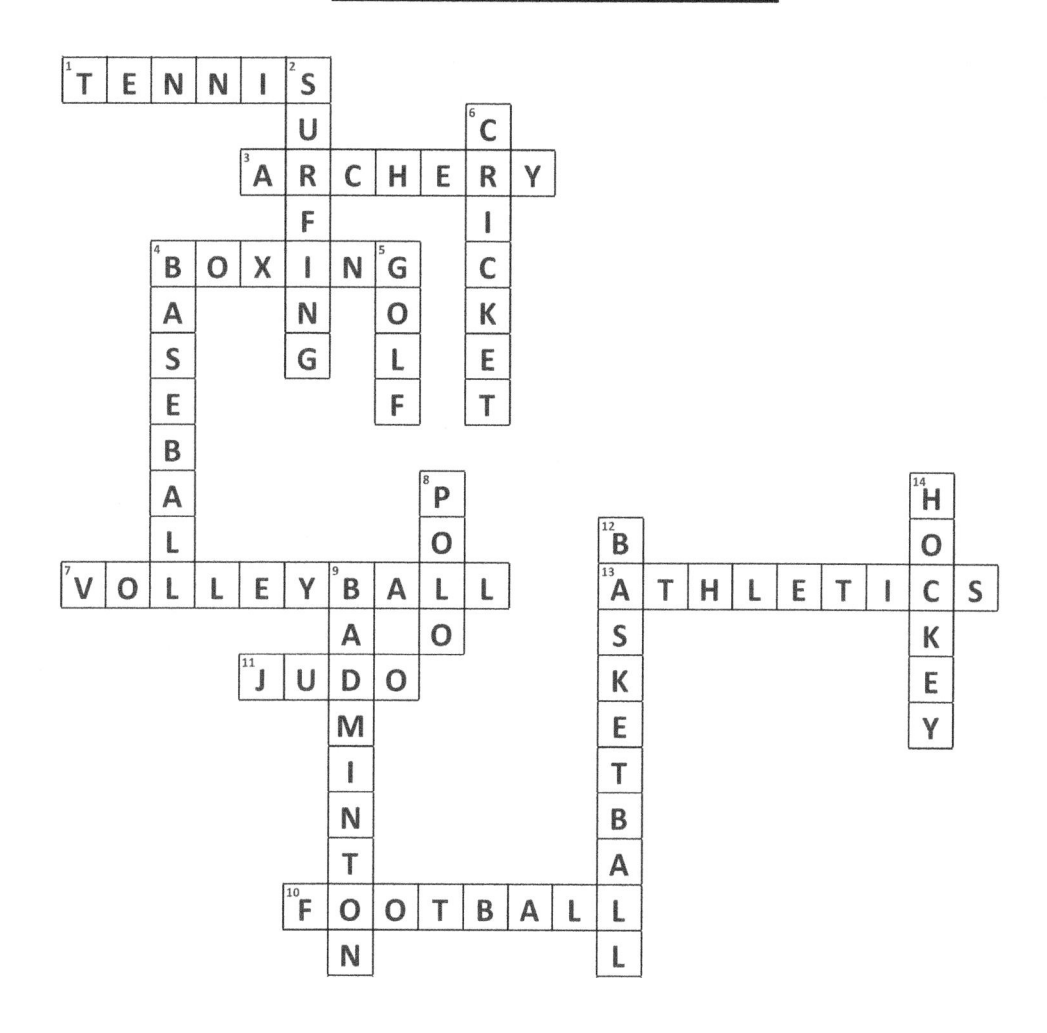

```
    T E N N I S
            U       C
        A R C H E R Y
            F       I
        B O X I N G C
        A     N O   K
        S     G L   E
        E       F   T
        B           
        A       P   
        L       O   B       H
    V O L L E Y B A L L   A T H L E T I C S
            A   O       S           K
          J U D O       K           E
            M           E           Y
            I           T
            N           B
            T           A
          F O O T B A L L
            N
```

ACROSS

1. A game with love and deuce.
3. A sport where you shoot arrows at a target.
4. A combat sport in a ring with gloves.
7. Played on a court with a net.
10. Where goals are scored with feet.
11. A martial art from Japan.
13. A sport involving jumps and hurdles.

DOWN

2. A water sport with boards and waves.
4. A team sport played on a diamond.
5. The gentleman's game played with clubs and balls.
6. A sport played on a green field with bats and balls.
8. A sport played on horseback.
9. A sport played on a court with a shuttlecock.
12. Fast-paced game with a hoop and a ball.
14. Played on ice with sticks and a puck.

ANIMALS (Solution)

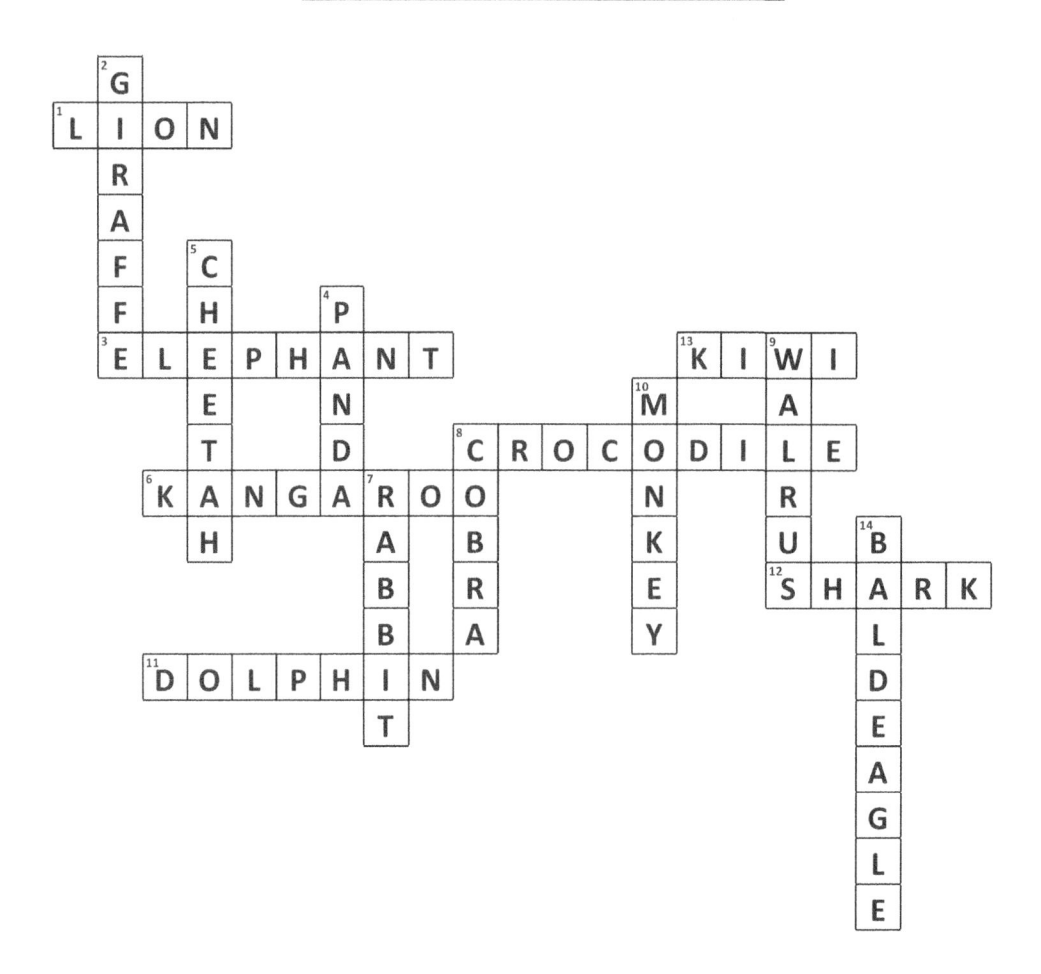

ACROSS

1. King of the Jungle.
3. Largest land mammal.
6. Australia's iconic marsupial.
8. Largest living reptile.
11. Fast-swimming marine mammal with a blowhole.
12. Ocean's top predator.
13. Flightless bird from New Zealand.

DOWN

2. Long-necked African mammal.
4. Black and white bear from China.
5. Fastest land animal.
7. Long-eared hopping mammal.
8. Venomous snake with hood markings.
9. Arctic marine mammal with tusks.
10. Agile tree-dwelling primate.
14. National bird of the United States.

FRUITS (Solution)

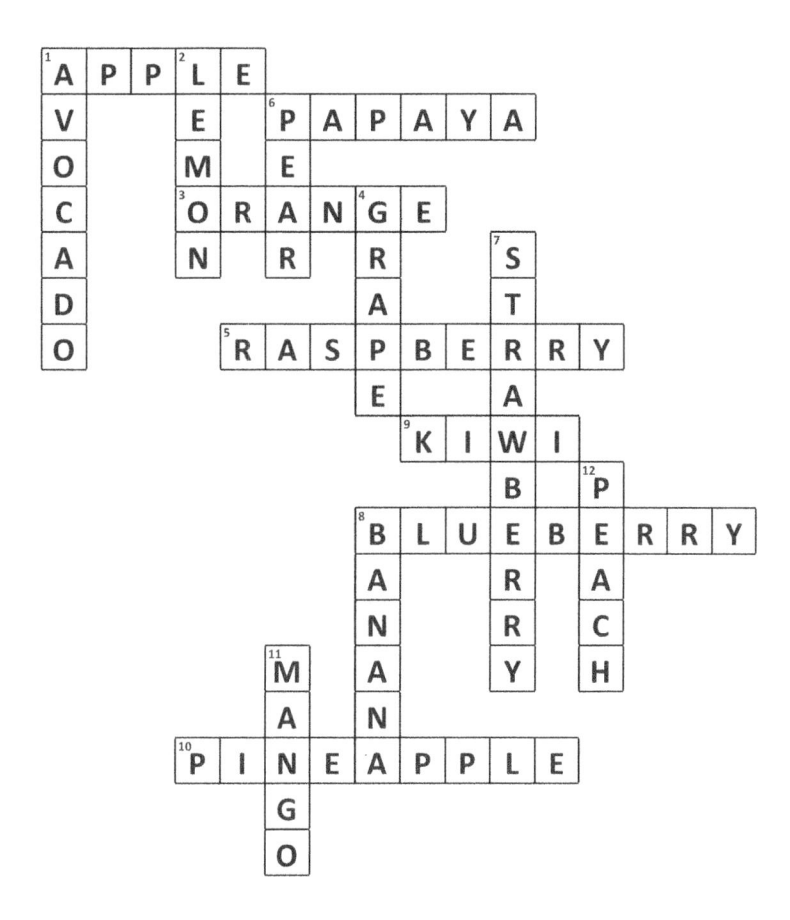

			¹A	P	P	²L	E						
			V			E		⁶P	A	P	A	Y	A
			O			M		E					
			C		³O	R	A	⁴N	G	E			
			A		N			R		R		⁷S	
			D					A				T	
			O		⁵R	A	S	P	B	E	R	R	Y
								E				A	
							⁹K	I	W	I			
									B		¹²P		
						⁸B	L	U	E	B	E	R	R	Y
						A			R		A		
						N			R		C		
		¹¹M				A			Y		H		
		A				N							
	¹⁰P	I	N	E	A	P	P	L	E				
		G											
		O											

ACROSS

1. Round red fruit often associated with love.
3. Sweet, seedless citrus fruit.
5. Red fruit with tiny seeds on the outside.
6. Yellow fruit with a soft, velvety skin and large seed inside.
8. Small, purple fruit known for its antioxidants.
9. Tart, green fruit often used in pies.
10. Tropical fruit with a spiky outer shell and sweet, white flesh.

DOWN

2. Citrus fruit with a sour taste.
1. Green fruit with a creamy texture and large seed in the middle.
4. Purple fruit often used to make juice and wine.
6. Green fruit with a thin skin and crunchy flesh.
7. Small, juicy red fruit often used in desserts.
8. Yellow fruit with a curved shape.
11. Tropical fruit with yellow skin and sweet, tangy flesh.
12. Sweet, juicy fruit with a fuzzy skin.

KITCHEN ITEMS (Solution)

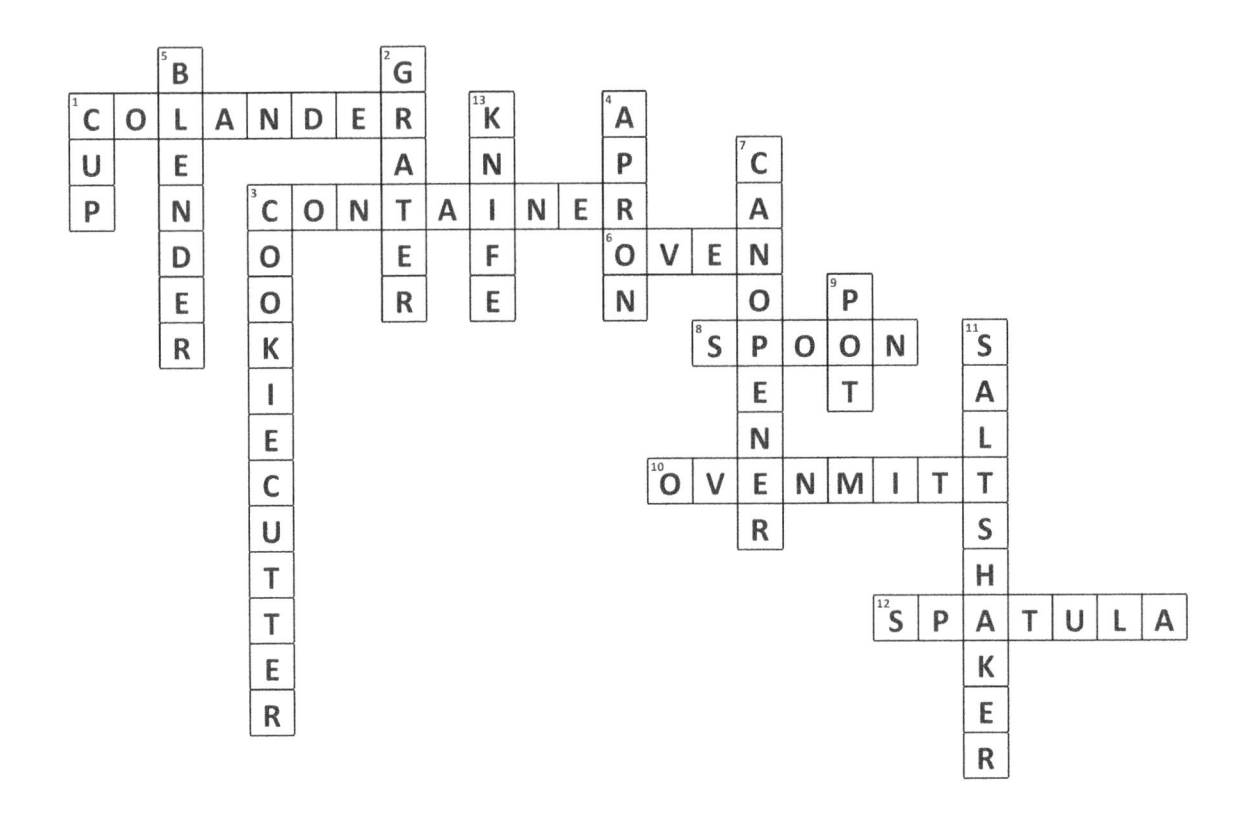

```
        B           G
    ¹C O L A N D E R   ¹³K   ⁴A
      U E             N   P       ⁷C
      P N   ³C O N T A I N E R   A
        D   O       E   F   ⁶O V E N
        E   O       R   E       O     ⁹P       ¹¹S
        R   K               ⁸S P O O N   A
            I                   E   T       L
            E                   N           T
            C               ¹⁰O V E N M I T T
            U                   R           S
            T                               H
            T                       ¹²S P A T U L A
            E                               K
            R                               E
                                            R
```

ACROSS

1. Used for draining pasta or washing vegetables.
3. Used for storing leftovers in the fridge.
6. Keeps food warm until served.
8. Used for stirring and mixing ingredients in a bowl.
10. Used for baking cookies and cakes.
12. Used for flipping pancakes or omelets.

DOWN

2. Used for grating cheese or vegetables.
4. Used for protecting clothes while cooking.
5. Used for blending smoothies and soups.
1. Used for measuring ingredients like flour or sugar.
7. Used for opening cans.
9. Used for boiling water or cooking pasta.
3. Used for cutting dough into shapes.
11. Used for seasoning food while cooking.
13. Used for cutting vegetables and fruits.

CLOTHING (Solution)

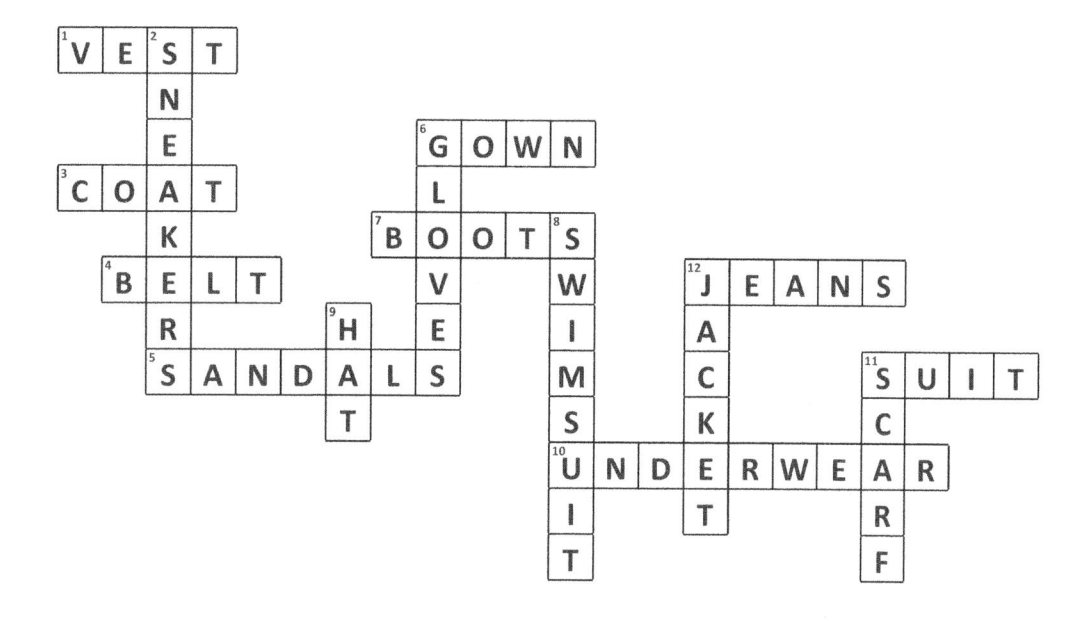

```
 V E S T
   N
   E
   A      G O W N
 C O A T  L
   K      B O O T S        J E A N S
 B E L T  V     W       A
   R   H  E     I       C      S U I T
   S A N D A L S M       K        C
       T        S       E        A
                U N D E R W E A R
                I       T        R
                T                F
```

ACROSS

1. Sleeveless garment worn over a shirt.

3. Outer garment worn over the shoulders.

4. Garment worn around the waist to hold up pants.

5. Casual footwear without laces.

7. Footwear worn for hiking.

6. Formal dress for women.

10. Tight-fitting garment worn under clothing.

11. Formal attire for men.

12. Garment covering the lower body, often denim.

DOWN

2. Footwear for sports.

6. Clothing item worn on the hands.

8. Bottoms worn for swimming.

9. Head covering worn in winter.

11. Garment worn around the neck for warmth.

12. Lightweight garment worn over other clothes.

VEGETABLES (Solution)

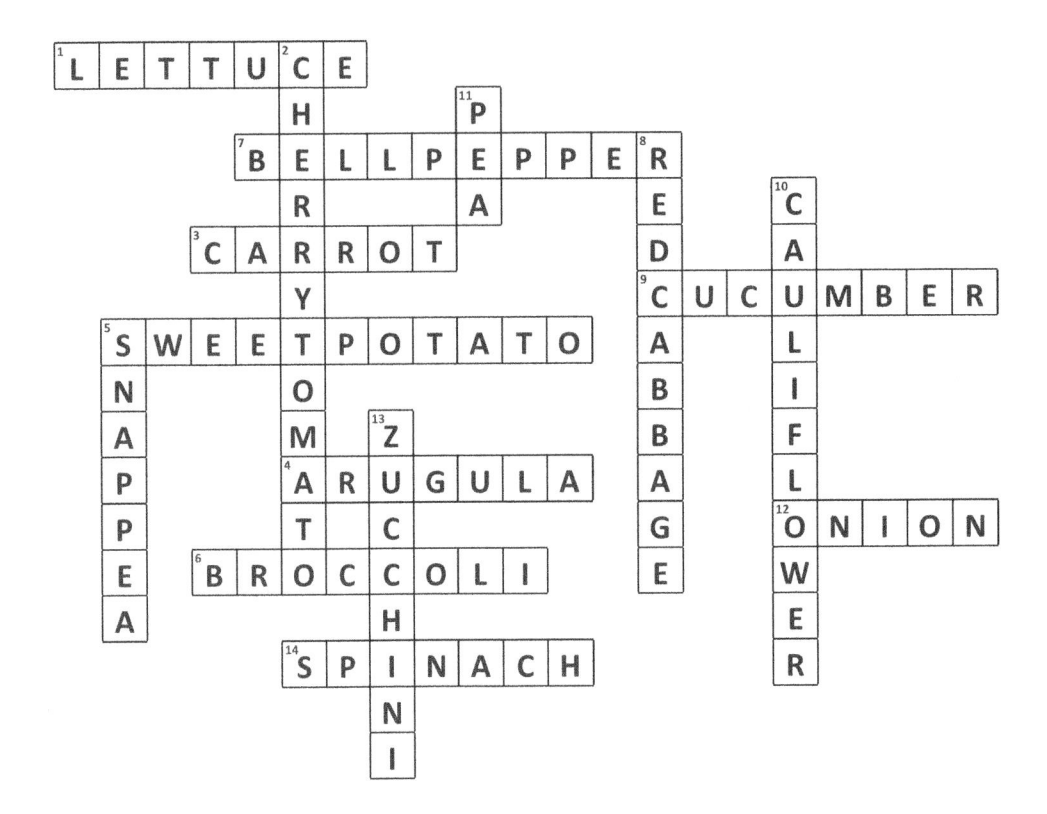

```
        1L E T T 2U C E
              H        11P
            7B E L L P E P P E R   8R
              R       A            E          10C
            3C A R R O T           D          A
              Y                  9C U C U M B E R
          5S W E E T P O T A T O   A          L
          N         O              B          I
          A         M      13Z     B          F
          P        4A R U G U L A  A          L
          P         T      C       G         12O N I O N
          E       6B R O C C O L I E          W
          A                H                  E
                 14S P I N A C H              R
                         N
                         I
```

ACROSS

1. Green vegetable used in salads.
3. Root vegetable often used in stews.
4. Leafy green with a peppery taste.
5. Orange vegetable rich in beta-carotene.
6. Cruciferous vegetable often steamed or roasted.
7. Sweet and crunchy vegetable often eaten raw.
9. Long, green vegetable often sliced for salads.
12. Vegetable with a bulbous white base.
14. Leafy green vegetable often used in sandwiches.

DOWN

2. Small, round vegetable often found in salads.
5. Small green vegetable often used in stir-fries.
8. Purple vegetable often pickled.
10. White vegetable often used in mashed form.
11. Small, round vegetable often found in soups.
13. Long, slender vegetable often used in Italian dishes.

JOBS (Solution)

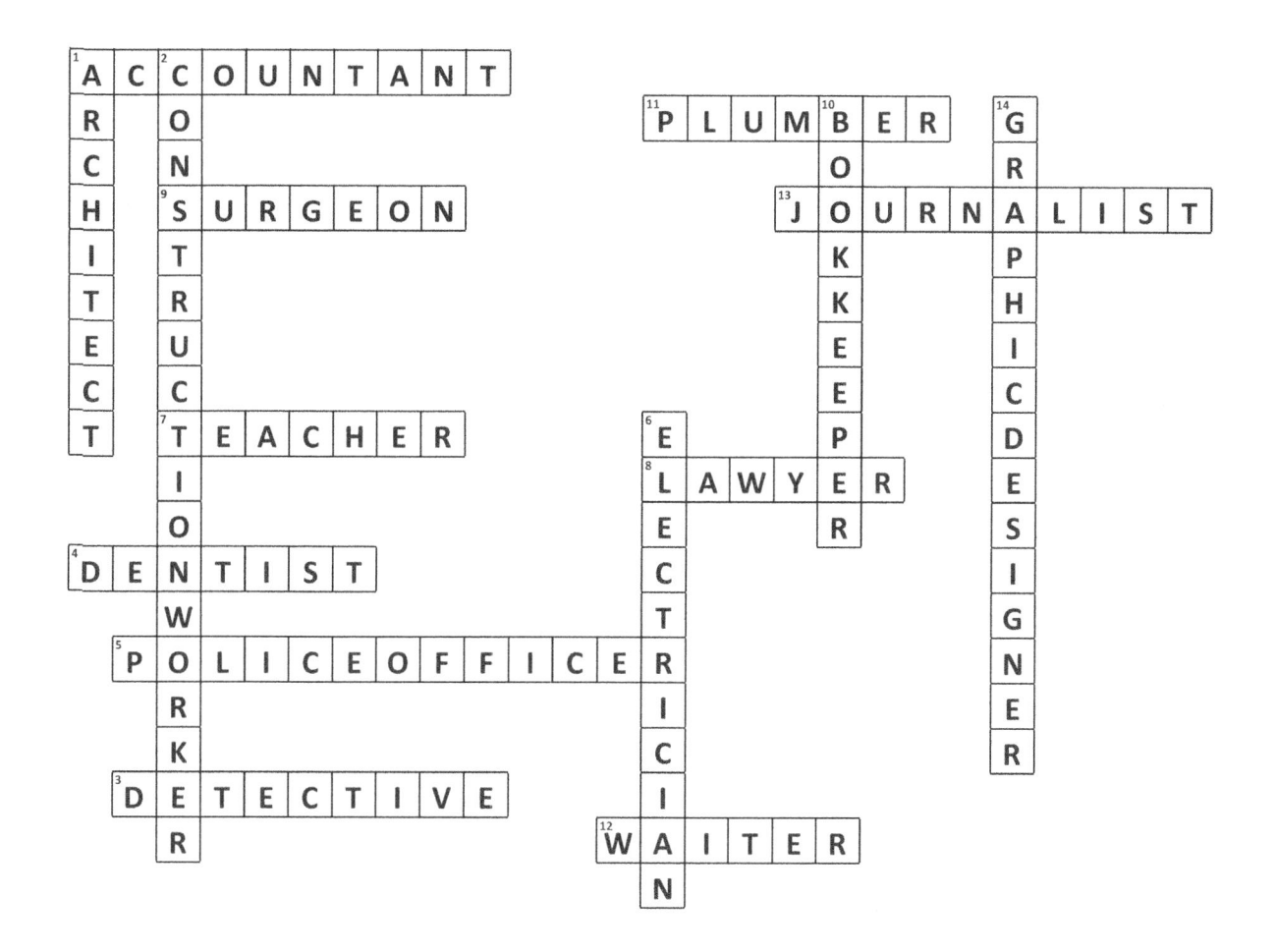

ACROSS

1. Crunches numbers for a living.
3. Unravels mysteries and tracks down clues.
4. Keeps smiles bright and teeth healthy.
5. Upholds law and order in the community.
7. Imparts knowledge to young minds.
8. Advocates for clients in legal arenas.
9. Performs delicate operations to heal ailments.
11. Fixes waterworks and pipe problems.
12. Attends to diners' needs in eateries.
13. Crafts stories for the public's consumption.

DOWN

1. Dreams up blueprints for structures.
2. Manages heavy lifting at construction sites.
6. Solves electrical problems and sparks solutions.
10. Handles financial records for a company.
14. Puts together visual concepts for brands.

DAILY LIFE (Solution)

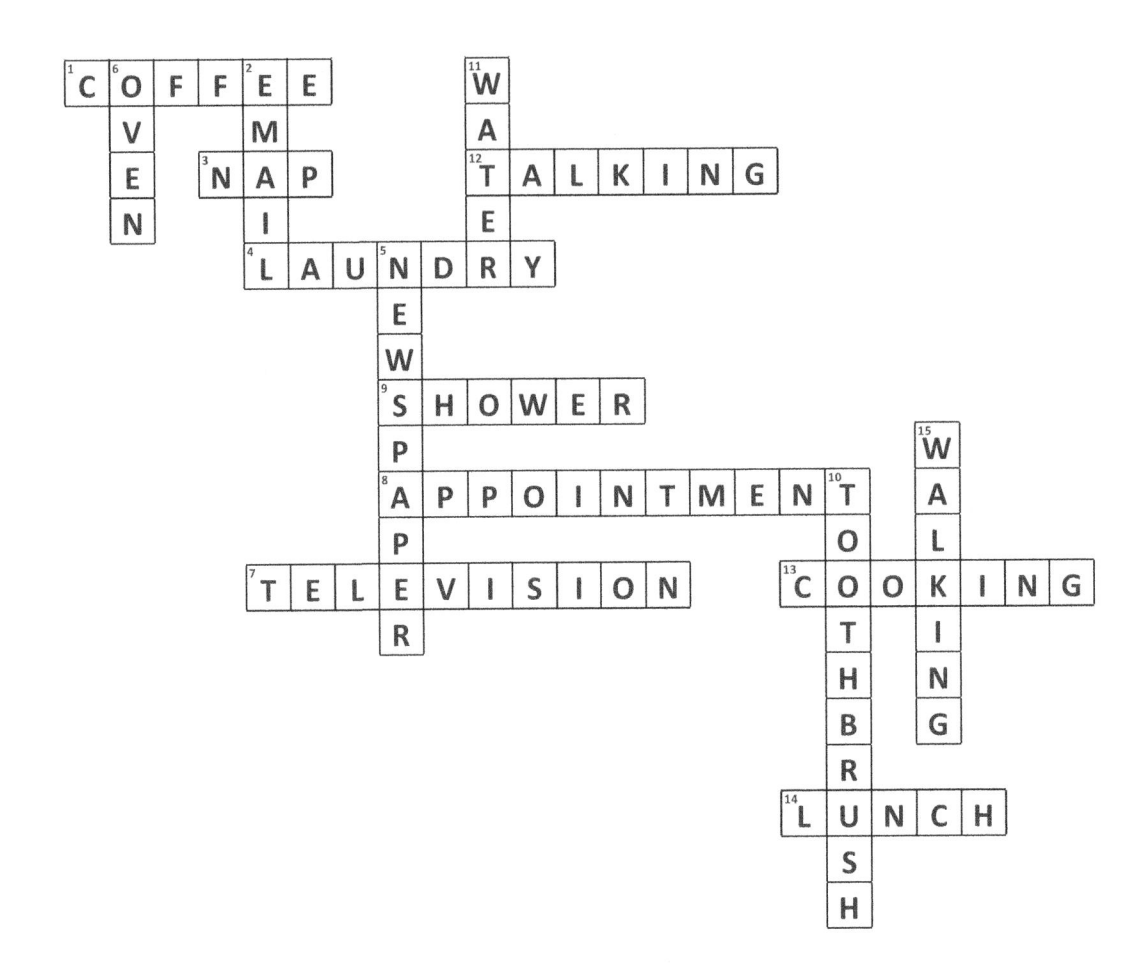

ACROSS

1. Morning brew.
3. Midday break.
4. Folding and putting away clothes.
7. Evening entertainment in the living room.
8. Scheduled time for work or school.
9. Evening ritual for cleanliness.
12. Basic form of communication.
13. Act of preparing and eating food.
14. Meal between breakfast and dinner.

DOWN

2. Checking for new messages.
5. Daily publication.
6. Essential for cooking and baking.
10. Essential for a clean smile.
11. Necessary for proper hydration.
15. Getting from point A to point B.

DAILY LIFE (Solution)

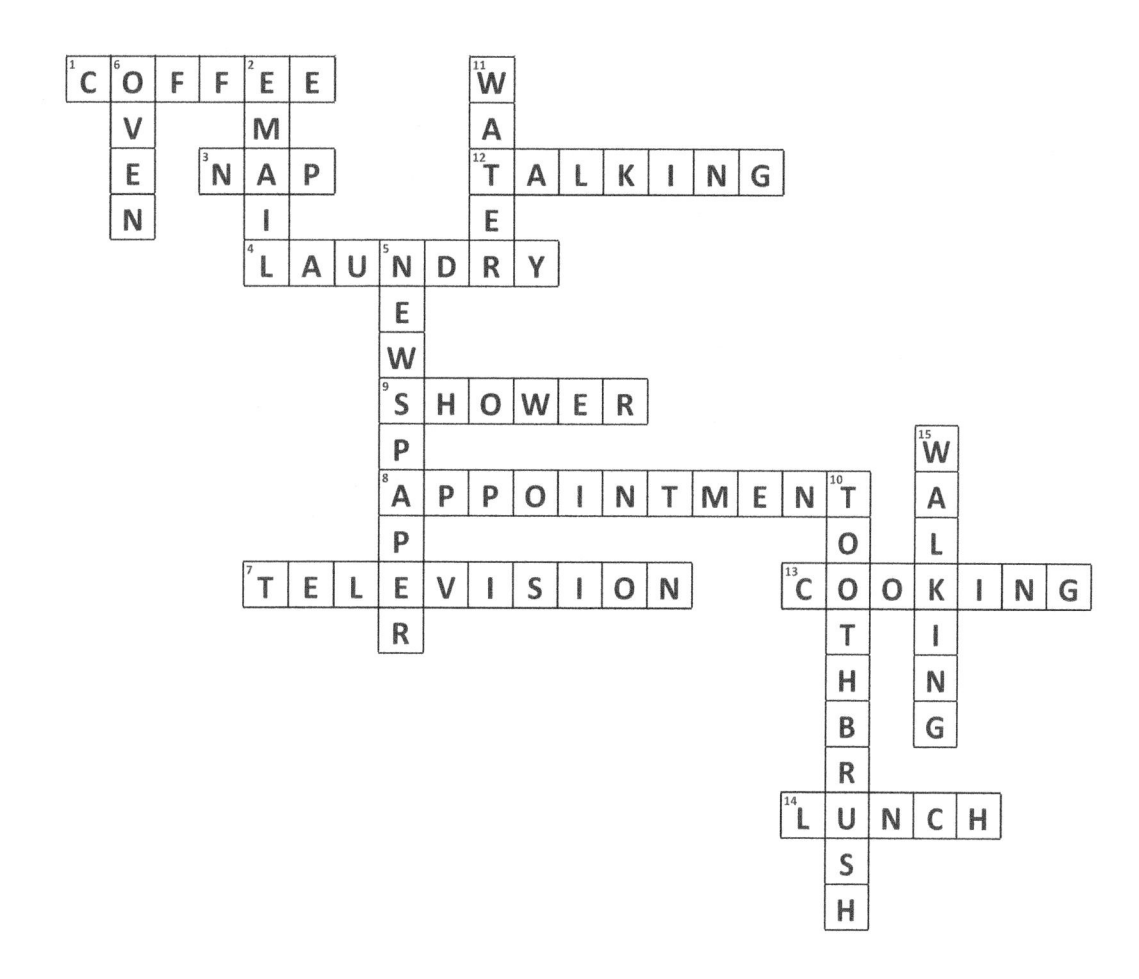

ACROSS

1. Morning brew.
3. Midday break.
4. Folding and putting away clothes.
7. Evening entertainment in the living room.
8. Scheduled time for work or school.
9. Evening ritual for cleanliness.
12. Basic form of communication.
13. Act of preparing and eating food.
14. Meal between breakfast and dinner.

DOWN

2. Checking for new messages.
5. Daily publication.
6. Essential for cooking and baking.
10. Essential for a clean smile.
11. Necessary for proper hydration.
15. Getting from point A to point B.

COUNTRIES

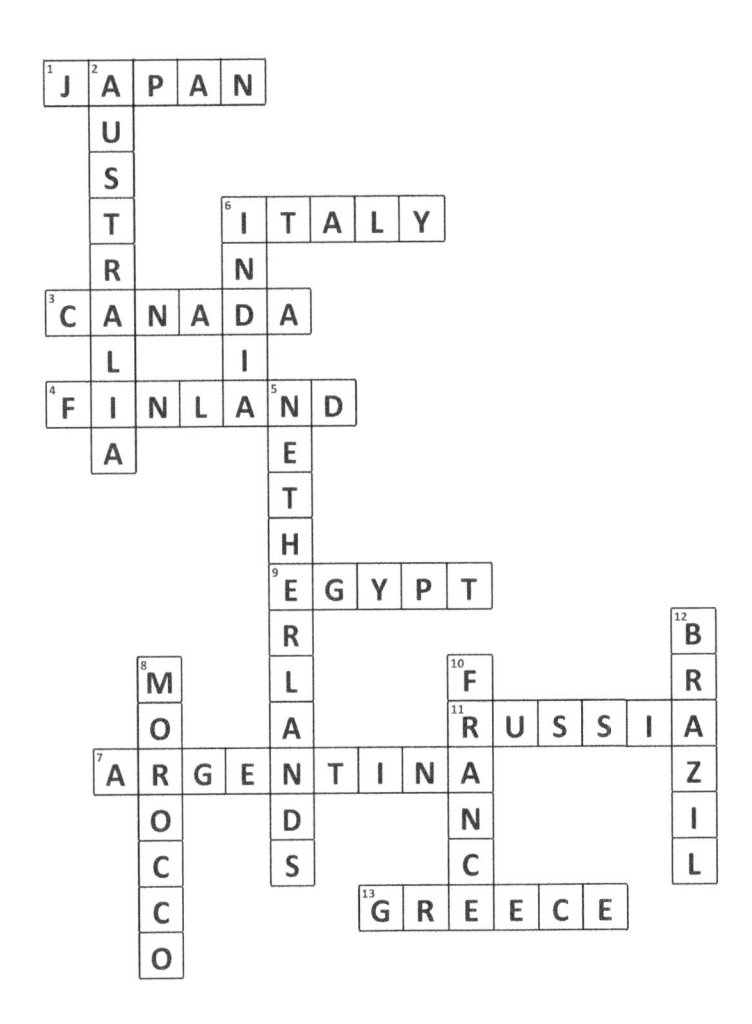

ACROSS

1. Land of the Rising Sun.
3. Land of the Maple Leaf.
4. Country of a Thousand Lakes.
7. Birthplace of the Tango.
9. Land of the Pharaohs.
6. Birthplace of Pizza.
11. Largest Country by Land Area.
13. Birthplace of Democracy.

DOWN

2. Known for its Kangaroos.
5. Famous for its Windmills and Tulips.
6. Home of the Taj Mahal.
8. Known for its Couscous and Tagine.
10. Home of the Eiffel Tower.
12. Where the Amazon Rainforest is found.

PARTS OF BODY

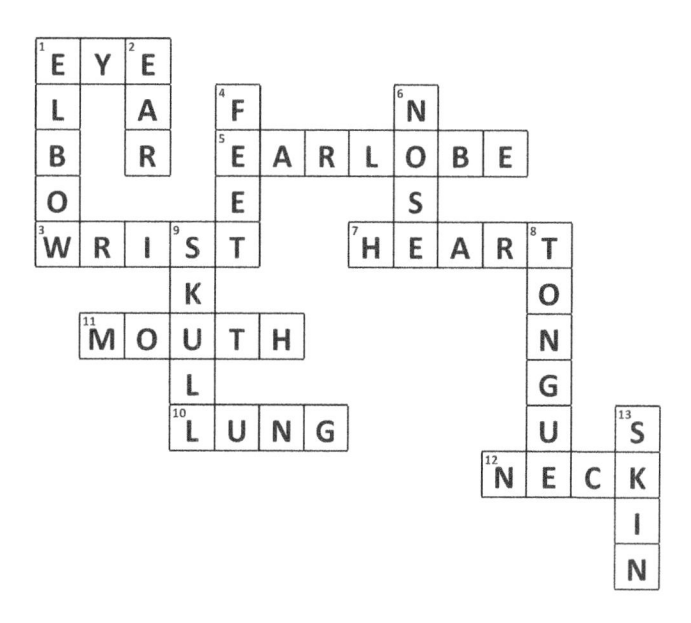

ACROSS

1. The window to the soul.
3. Where you might wear a wristwatch.
5. Where you might get a piercing.
7. The body's powerhouse.
10. Helps you breathe.
11. Allows you to smile and speak.
12. Connects your head to your body.

DOWN

2. Helps you hear and keep balance.
1. Allows you to bend and straighten your arm.
4. You walk on them.
6. The center of your face.
8. Allows you to taste your food.
9. Protects the brain.
13. The body's largest organ.

EMOTIONS

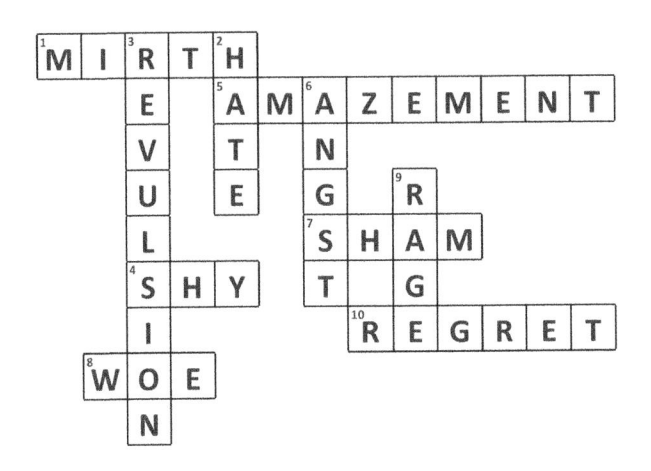

ACROSS

1. Feeling of amusement
4. Feeling of embarrassment or shame
5. State of surprise or astonishment
7. Feeling of guilt or remorse
8. Overwhelming sadness
10. A mixture of sadness and longing

DOWN

2. Intense dislike or aversion
3. Intense feeling of disgust
6. Sense of unease or nervousness
9. State of extreme anger

PETS

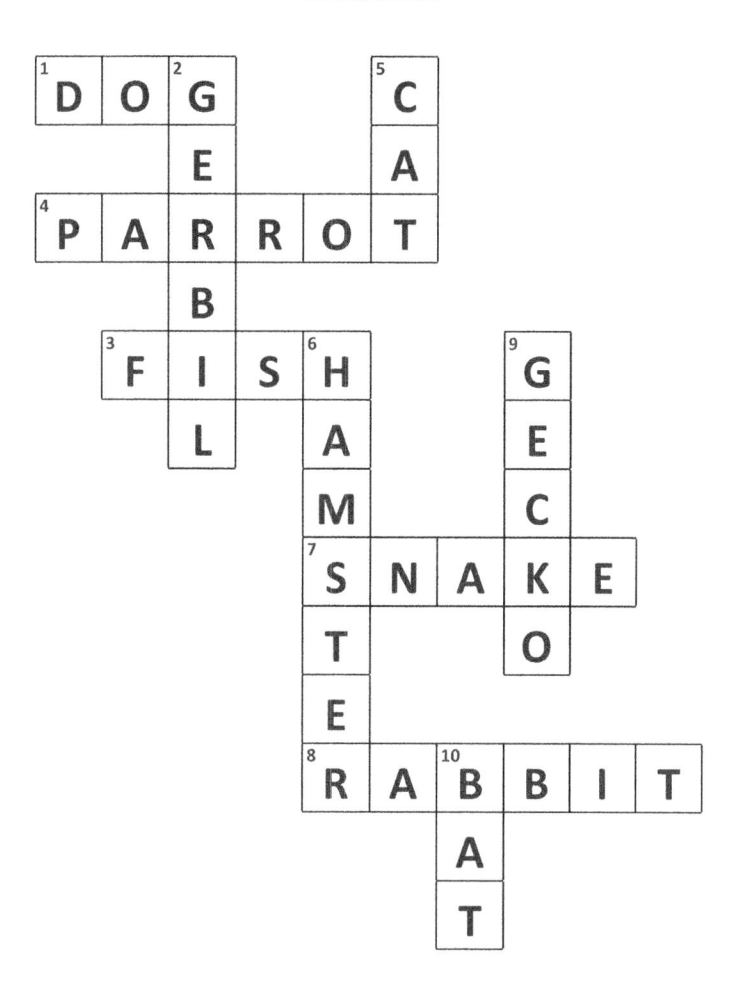

```
    D O G       C
        E       A
  P A R R O T
        B
    F I S H     G
        L A     E
          M     C
        S N A K E
        T     O
        E
        R A B B I T
            A
            T
```

ACROSS

1. Man's best friend
3. Playful aquatic creature often found in a tank
4. Intelligent bird often kept in a cage
7. Slithery reptile often kept in a tank
8. Long-eared, hopping mammal often kept in a hutch

DOWN

2. Small, furry creature that enjoys running on a wheel
5. Furry feline friend
6. Fluffy rodent known for spinning webs
9. Small, scaly creature often kept in a terrarium
10. Furry nocturnal mammal known for hanging upside down

TRANSPORTATION

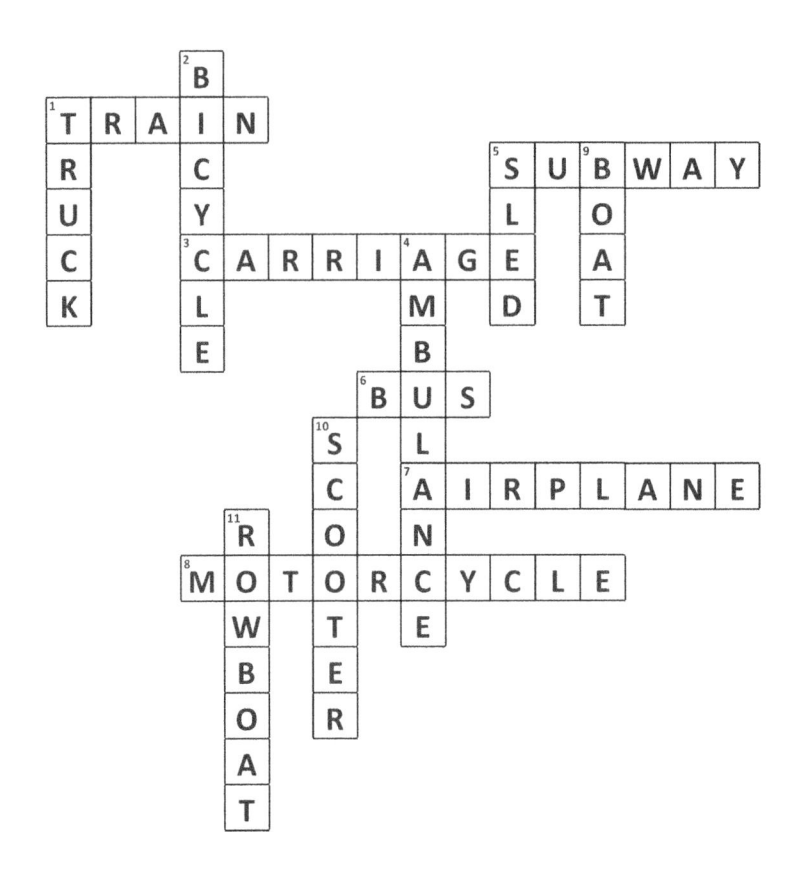

```
          B
       ¹T R A I N
       R  C           ⁵S U ⁹B W A Y
       U  Y           L   O
       C  ³C A R R I ⁴A G E   A
       K  L       M   D   T
          E       B
               ⁶B U S
            ¹⁰S  L
             C  ⁷A I R P L A N E
    ¹¹R      O  N
    ⁸M O T O R C Y C L E
     W      T  E
     B      E
     O      R
     A
     T
```

ACROSS

1. Mode of transportation on rails.
3. Mode of transportation drawn by horses.
5. Public transportation system with tracks.
6. Public vehicle carrying multiple passengers.
7. Vehicle for aerial travel.
8. Personal vehicle with two wheels and a motor.

DOWN

2. Two-wheeled vehicle powered by pedals.
1. Large vehicle used for transporting goods.
4. Vehicle used for emergency medical transport.
5. Mode of transportation pulled by dogs.
9. Watercraft propelled by sails or engines.
10. Personal vehicle used for short-distance travel.
11. Transport method using human power and oars.

SUDOKU PUZZLES

How to play:

Sudoku is a grid puzzle game available in various grid sizes: 9x9 for the classic adult version, and 4x4 and 6x6 for kids' versions.

In the adult version, the goal is to fill the 9x9 grid with digits so that each column, each row, and each of the nine 3x3 subgrids (referred to as "boxes," "blocks," or "regions") contains all the digits from 1 to 9.

You'll be provided with a partially completed puzzle grid to fill in.

Digits cannot be repeated within the same row, column, or 3x3 subgrid.

Sudoku puzzles come in various difficulty levels: Easy, Intermediate, Hard, Very Hard, and Insane.

#-1 (Easy)

	9	7			8		6	
8	6	2		5	4		1	
4	5		7	6		2	9	8
	3		4	8	5	9	2	
7			3	2	9			
5	2		1		6		3	4
		1	8		7	5		
9		5	6	4			8	1
2	4		5	1	3		7	9

#-2 (Easy)

6				7	8	4	1	9
	3	4		5		6	8	
	1			4	6	2		3
1	4		8	9	2		3	
	8			3		9		
			4	6	7	1		8
4	6		5	1	3		7	2
	5	1	7		4		9	6
		2		8	9	5		1

#-3 (Easy)

					2	7		
3	7		1				9	
5	2	6	9			4		1
4	8	2			3		7	9
1		3	5	9	7		8	
		9				1	6	
2	9	1	7	3	5	6	4	
8	3	7	4	6	1	9		5
6			2	8			1	7

#-4 (Easy)

3	4	2	9		5	1		8
5	9		1	4	6	3		7
	6	7	3			9		
		1		3	9		8	
	3			4	2	1	9	
			6	8	1	7	5	3
9	7				2	8		1
2	8		4				9	
6		5		9		4	7	2

#-5 (Easy)

6		3	2	5	9	8	1	
	8			3	7	4		6
	9	7	8		6	4	3	5
9	1		7		5			
7			6	9	3	1	8	
8		6				5	7	9
	6	9			2		5	
3		1				2	9	4
5	2			4		3	6	

#-6 (Easy)

8	4	6		1	3		2	
9			5	7		6	3	
		7	6		4	1	9	
7	1		2	4			8	
4		3		7	8	2		
2	9	8			5	7	4	
6	7	9		8		4		
1	8	2			6	9		5
	5	4	7			8		2

#-7 Intermediate

		1	4				7	8
9	7	1	5	6	8	3		
	2			7	3	6	1	5
2			3	1	5		6	
	4		6	2	9	8	3	1
1	3	6	4	8	7	2		
3			8		4		9	7
	1	4				5	2	
5				3				6

#-8 Intermediate

9	5	2		7			6	8
4	3			9	8	2	1	
		1	6	3	2		5	
7			3		5	8	9	1
	9		2	8	1	4		
				4	9			
2	7		4	1				9
6	4				7	1		
3			9	5	6		4	2

#-9 Intermediate

3				9		8		1
	5	6		4		7		2
1	2		5					
			4	1	6	2	7	
	6	3	7		9	1		
7			3	2	5		8	
	3	7	9	5			2	
4				3			1	6
9	1		8	6			3	7

#-10 Intermediate

4	3				9		7	2
8						5	1	3
		5		2	8		9	
			9	3	6			
2	4	9	7	1		6		8
	6	3	8	4	2	7	9	5
3	8		5		7			9
9				2	8	4	5	
				9		3	8	7

#-11 Intermediate

5	1		7	9	4	3		
7		4	6	3	2	9	5	1
2		9			5	4		7
		3		1	9	7		
			5	4				8
1				6			9	4
9		5			6	8		3
		7	3			2	4	9
3	4	1	9				7	5

#-12 Intermediate

8				5		1		6
1		3	2	7		9		4
	7	6	8	1		5		
		9	5	2	3		1	7
2	1	5			8		3	4	9
3			9	4	1			
	4		7	3	2			1
	3				9		7	
	9					4	3	8

– 13 (Hard)

					8	6	7	4
			9	7		2		8
	7	4				1	9	5
	2		8			4		
	4	9	2					
	5	8	1	4	9		2	
4		1	7			5		
5				2	1	9	6	
	3		6		5	7		

– 14 (Hard)

8		9	6			5		
	3				9	8	6	
6		7	8	2	5		9	3
	2	7						5
	5		2	9				
9			5	4	1		2	8
	5	3	8					
3	8			6	2	5	4	
7		9		4		8		

– 15 (Hard)

5	1		2			6		
	2			3	6		4	7
	3		4	1		5	2	9
3	5		1		2			
4						8	1	
1	9					3		4
9	4			2				
				3	4	6		
2	6		7	4			1	5

– 16 (Hard)

4	3					2		
		7	8		2		6	1
		1	5	6	4		7	
	6							4
7	4	2	6		1			5
1			4	9	5		2	
	1	8			6		9	
				5			1	3
			9	1		6	4	2

– 17 (Hard)

9	1	3	5	2	4	7		8
5	4	6	8	3	7	1	9	2
	2		9		1		4	
					5			
								1
4	6		2	5			8	
	9	5	1		6			
	7		3		2	8		
			7			2		

– 18 (Hard)

5				7	4	2	8	
		4	2	9		5	3	
	7	2		3		6		
				1	2	4	7	5
			4				9	8
	4	7	5			3		
4	5		9				1	6
	6	1			8			4
	2			4		8		3

Very Hard # – 19

			2	6		7		5
7	8			1	5			
5		2					1	9
6		8		9	4		3	
		4					7	
	5		6		3			
2			9			5		
	9		1					
1			5	7	2			3

Very Hard # – 20

	8		3					5
	3		5		4		6	
			1	6	2	7		
9	6	4		3			2	7
		1	4		6	8	5	3
	5						9	
7							3	4
	1	6	2					8

Very Hard # – 21

				7	8			
2							4	9
		5				3	7	
3		1	8					4
	8				2			
		7	2		3	6		
		4	6	7	2			5
				5	8	9	3	6
8			3	9		4		

Very Hard # – 22

	6	4		9	5			1
		5			2	8		6
2			7					
						1		3
	5	9		6	8	2		
6								9
5			1		3		6	4
1	4				9			
9			2				3	8

#-23 (Insane)

		5			6	4		
		3		1				6
2		9						
			2				1	
				6		5	9	
8	4	1	5				6	
		2	1		7			
7					9			5
			8			1		

#-24 (Insane)

7	9			2		8		1
1						3		
4			1	3			2	5
	6	5			3		1	7
				9	1	2		
		7						
				1		4	8	
			2		8			

#-25 (Insane)

5	7		1		3			
	4				8	6		
					1		3	
		8		5				1
					6		9	
7			9					
6		7		1		2		
4						9		5
2	9			7				

#-26 (Insane)

			3	4				
5	7							6
		9						4
	2							
			2	8	6			
			5		9		3	
		5	7		2		6	3
							9	7
	3	6		9		4		1

69

Easy **# – 1 (Solution)**

1	9	7	2	3	8	4	6	5
8	6	2	9	5	4	7	1	3
4	5	3	7	6	1	2	9	8
6	3	1	4	8	5	9	2	7
7	8	4	3	2	9	1	5	6
5	2	9	1	7	6	8	3	4
3	1	6	8	9	7	5	4	2
9	7	5	6	4	2	3	8	1
2	4	8	5	1	3	6	7	9

Easy **# – 2 (Solution)**

6	2	5	3	7	8	4	1	9
9	3	4	2	5	1	6	8	7
7	1	8	9	4	6	2	5	3
1	4	6	8	9	2	7	3	5
2	8	7	1	3	5	9	6	4
5	9	3	4	6	7	1	2	8
4	6	9	5	1	3	8	7	2
8	5	1	7	2	4	3	9	6
3	7	2	6	8	9	5	4	1

Easy **# – 3 (Solution)**

9	1	8	3	4	2	7	5	6
3	7	4	1	5	6	8	9	2
5	2	6	9	7	8	4	3	1
4	8	2	6	1	3	5	7	9
1	6	3	5	9	7	2	8	4
7	5	9	8	2	4	1	6	3
2	9	1	7	3	5	6	4	8
8	3	7	4	6	1	9	2	5
6	4	5	2	8	9	3	1	7

Easy **# – 4 (Solution)**

3	4	2	9	7	5	1	6	8
5	9	8	1	4	6	3	2	7
1	6	7	3	2	8	9	4	5
7	5	1	2	3	9	6	8	4
8	3	6	7	5	4	2	1	9
4	2	9	6	8	1	7	5	3
9	7	4	5	6	2	8	3	1
2	8	3	4	1	7	5	9	6
6	1	5	8	9	3	4	7	2

Easy **# – 5 (Solution)**

6	4	3	2	5	9	8	1	7
1	8	5	3	7	4	9	2	6
2	9	7	8	1	6	4	3	5
9	1	2	7	8	5	6	4	3
7	5	4	6	9	3	1	8	2
8	3	6	4	2	1	5	7	9
4	6	9	1	3	2	7	5	8
3	7	1	5	6	8	2	9	4
5	2	8	9	4	7	3	6	1

Easy **# – 6 (Solution)**

8	4	6	9	1	3	5	2	7
9	2	1	8	5	7	6	3	4
5	3	7	6	2	4	1	9	8
7	1	5	2	4	9	3	8	6
4	6	3	1	7	8	2	5	9
2	9	8	3	6	5	7	4	1
6	7	9	5	8	2	4	1	3
1	8	2	4	3	6	9	7	5
3	5	4	7	9	1	8	6	2

Intermediate **# – 7 (Solution)**

6	5	3	1	4	2	9	7	8
9	7	1	5	6	8	3	4	2
4	2	8	9	7	3	6	1	5
2	8	9	3	1	5	7	6	4
7	4	5	6	2	9	8	3	1
1	3	6	4	8	7	2	5	9
3	6	2	8	5	4	1	9	7
8	1	4	7	9	6	5	2	3
5	9	7	2	3	1	4	8	6

Intermediate **# – 8 (Solution)**

9	5	2	1	7	4	3	6	8
4	3	6	5	9	8	2	1	7
8	1	7	6	3	2	9	5	4
7	2	4	3	6	5	8	9	1
5	9	3	2	8	1	4	7	6
1	6	8	7	4	9	5	2	3
2	7	5	4	1	3	6	8	9
6	4	9	8	2	7	1	3	5
3	8	1	9	5	6	7	4	2

Intermediate **# – 9 (Solution)**

3	7	4	6	9	2	8	5	1
8	5	6	1	4	3	7	9	2
1	2	9	5	7	8	3	6	4
5	9	8	4	1	6	2	7	3
2	6	3	7	8	9	1	4	5
7	4	1	3	2	5	6	8	9
6	3	7	9	5	1	4	2	8
4	8	5	2	3	7	9	1	6
9	1	2	8	6	4	5	3	7

Intermediate **# – 10 (Solution)**

4	3	6	1	5	9	8	7	2
8	9	2	6	7	4	5	1	3
7	5	1	2	8	3	9	6	4
5	7	8	9	3	6	2	4	1
2	4	9	7	1	5	6	3	8
1	6	3	8	4	2	7	9	5
3	8	4	5	6	7	1	2	9
9	1	7	3	2	8	4	5	6
6	2	5	4	9	1	3	8	7

Intermediate **# – 11 (Solution)**

5	1	6	7	9	4	3	8	2
7	8	4	6	3	2	9	5	1
2	3	9	1	8	5	4	6	7
4	5	3	8	1	9	7	2	6
6	9	2	5	4	7	1	3	8
1	7	8	2	6	3	5	9	4
9	2	5	4	7	6	8	1	3
8	6	7	3	5	1	2	4	9
3	4	1	9	2	8	6	7	5

Intermediate **# – 12 (Solution)**

8	2	4	3	5	9	1	7	6
1	5	3	2	7	6	9	8	4
9	7	6	8	1	4	5	2	3
4	6	9	5	2	3	8	1	7
2	1	5	6	8	7	3	4	9
3	8	7	9	4	1	2	6	5
5	4	8	7	3	2	6	9	1
6	3	1	4	9	8	7	5	2
7	9	2	1	6	5	4	3	8

– 13 (Solution)
Hard

2	9	3	5	1	8	6	7	4
6	1	5	9	7	4	2	3	8
8	7	4	3	6	2	1	9	5
3	2	6	8	5	7	4	1	9
1	4	9	2	3	6	5	8	7
7	5	8	1	4	9	3	2	6
4	6	1	7	9	3	8	5	2
5	8	7	4	2	1	9	6	3
9	3	2	6	8	5	7	4	1

– 14 (Solution)
Hard

8	4	9	6	3	7	5	1	2
5	2	3	4	1	9	8	6	7
6	1	7	8	2	5	4	9	3
1	8	2	7	6	3	9	4	5
7	5	4	2	9	8	6	3	1
3	9	6	5	4	1	7	2	8
4	6	5	3	8	2	1	7	9
9	3	8	1	7	6	2	5	4
2	7	1	9	5	4	3	8	6

– 15 (Solution)
Hard

5	1	4	2	7	9	6	3	8
8	2	9	5	3	6	1	4	7
6	3	7	4	1	8	5	2	9
3	5	8	1	4	2	7	9	6
4	7	6	3	9	5	2	8	1
1	9	2	8	6	7	3	5	4
9	4	5	6	2	1	8	7	3
7	8	1	9	5	3	4	6	2
2	6	3	7	8	4	9	1	5

– 16 (Solution)
Hard

4	3	6	1	7	9	2	5	8
9	5	7	8	3	2	4	6	1
8	2	1	5	6	4	3	7	9
5	6	9	7	2	3	1	8	4
7	4	2	6	8	1	9	3	5
1	8	3	4	9	5	7	2	6
2	1	8	3	4	6	5	9	7
6	9	4	2	5	7	8	1	3
3	7	5	9	1	8	6	4	2

– 17 (Solution)
Hard

9	1	3	5	2	4	7	6	8
5	4	6	8	3	7	1	9	2
8	2	7	9	6	1	3	4	5
7	8	2	6	1	9	5	3	4
3	5	9	4	7	8	6	2	1
4	6	1	2	5	3	9	8	7
2	9	5	1	8	6	4	7	3
1	7	4	3	9	2	8	5	6
6	3	8	7	4	5	2	1	9

– 18 (Solution)
Hard

5	1	3	6	7	4	2	8	9
6	8	4	2	9	1	5	3	7
9	7	2	8	3	5	6	4	1
8	9	6	3	1	2	4	7	5
2	3	5	4	6	7	1	9	8
1	4	7	5	8	9	3	6	2
4	5	8	9	2	3	7	1	6
3	6	1	7	5	8	9	2	4
7	2	9	1	4	6	8	5	3

Very Hard **# − 19 (Solution)**

4	3	1	2	6	9	7	8	5
7	8	9	3	1	5	2	6	4
5	6	2	4	8	7	3	1	9
6	1	8	7	9	4	5	3	2
3	2	4	8	5	1	9	7	6
9	5	7	6	2	3	1	4	8
2	7	3	9	4	8	6	5	1
8	9	5	1	3	6	4	2	7
1	4	6	5	7	2	8	9	3

Very Hard **# − 20 (Solution)**

6	8	2	3	7	9	4	1	5
1	3	7	5	8	4	9	6	2
5	4	9	1	6	2	7	3	8
9	6	4	8	3	5	2	7	1
2	7	1	4	9	6	8	5	3
8	5	3	7	2	1	6	9	4
7	2	5	9	1	8	3	4	6
4	9	8	6	5	3	1	2	7
3	1	6	2	4	7	5	8	9

Very Hard **# − 21 (Solution)**

4	9	3	5	2	7	8	6	1
2	7	8	1	3	6	5	4	9
1	6	5	9	8	4	3	7	2
3	2	1	8	6	9	7	5	4
6	8	9	7	4	5	2	1	3
5	4	7	2	1	3	6	9	8
9	3	4	6	7	2	1	8	5
7	1	2	4	5	8	9	3	6
8	5	6	3	9	1	4	2	7

Very Hard **# −22 (Solution)**

3	6	4	8	9	5	7	2	1
7	1	5	4	3	2	8	9	6
2	9	8	7	1	6	3	4	5
8	2	7	9	4	1	6	5	3
4	5	9	3	6	8	2	1	7
6	3	1	5	2	7	4	8	9
5	8	2	1	7	3	9	6	4
1	4	3	6	8	9	5	7	2
9	7	6	2	5	4	1	3	8

#-23 (Solution)
Insane

1	7	5	9	8	6	4	2	3
4	8	3	7	1	2	9	5	6
2	6	9	3	5	4	8	7	1
9	5	6	2	7	8	3	1	4
3	2	7	4	6	1	5	9	8
8	4	1	5	9	3	7	6	2
5	3	2	1	4	7	6	8	9
7	1	8	6	3	9	2	4	5
6	9	4	8	2	5	1	3	7

#-24 (Solution)
Insane

7	9	3	5	2	4	8	6	1
1	5	2	8	7	6	3	9	4
4	8	6	1	3	9	7	2	5
2	6	5	4	8	3	9	1	7
3	7	4	6	9	1	2	5	8
9	1	8	7	5	2	6	4	3
8	4	7	9	6	5	1	3	2
5	2	9	3	1	7	4	8	6
6	3	1	2	4	8	5	7	9

#-25 (Solution)
Insane

5	7	2	1	6	3	4	8	9
3	4	1	2	9	8	6	5	7
8	6	9	7	4	5	1	2	3
9	2	8	4	5	7	3	6	1
1	5	4	8	3	6	7	9	2
7	3	6	9	2	1	5	4	8
6	8	7	5	1	9	2	3	4
4	1	3	6	8	2	9	7	5
2	9	5	3	7	4	8	1	6

#-26 (Solution)
Insane

2	6	1	3	4	7	5	9	8
5	7	4	9	2	8	3	1	6
3	8	9	6	5	1	2	7	4
9	2	7	1	3	4	6	8	5
1	5	3	2	8	6	7	4	9
6	4	8	5	7	9	1	3	2
4	9	5	7	1	2	8	6	3
8	1	2	4	6	3	9	5	7
7	3	6	8	9	5	4	2	1

MAZE PUZZLES

How to play:

The aim of a maze puzzle is to navigate from the starting point to the exit point within the maze.

You can use your finger, a pen, or a pencil to trace your path through the maze. Choose a tool that allows you to easily mark your progress without damaging the maze.

Begin at the designated entrance point of the maze. Continue navigating through the maze until you successfully reach the exit point.

Watch out for dead ends, which are paths that lead to a dead end and do not progress toward the exit. If you encounter a dead end, backtrack to the nearest branching point and try an alternative route.

Very easy   **MAZE 1**

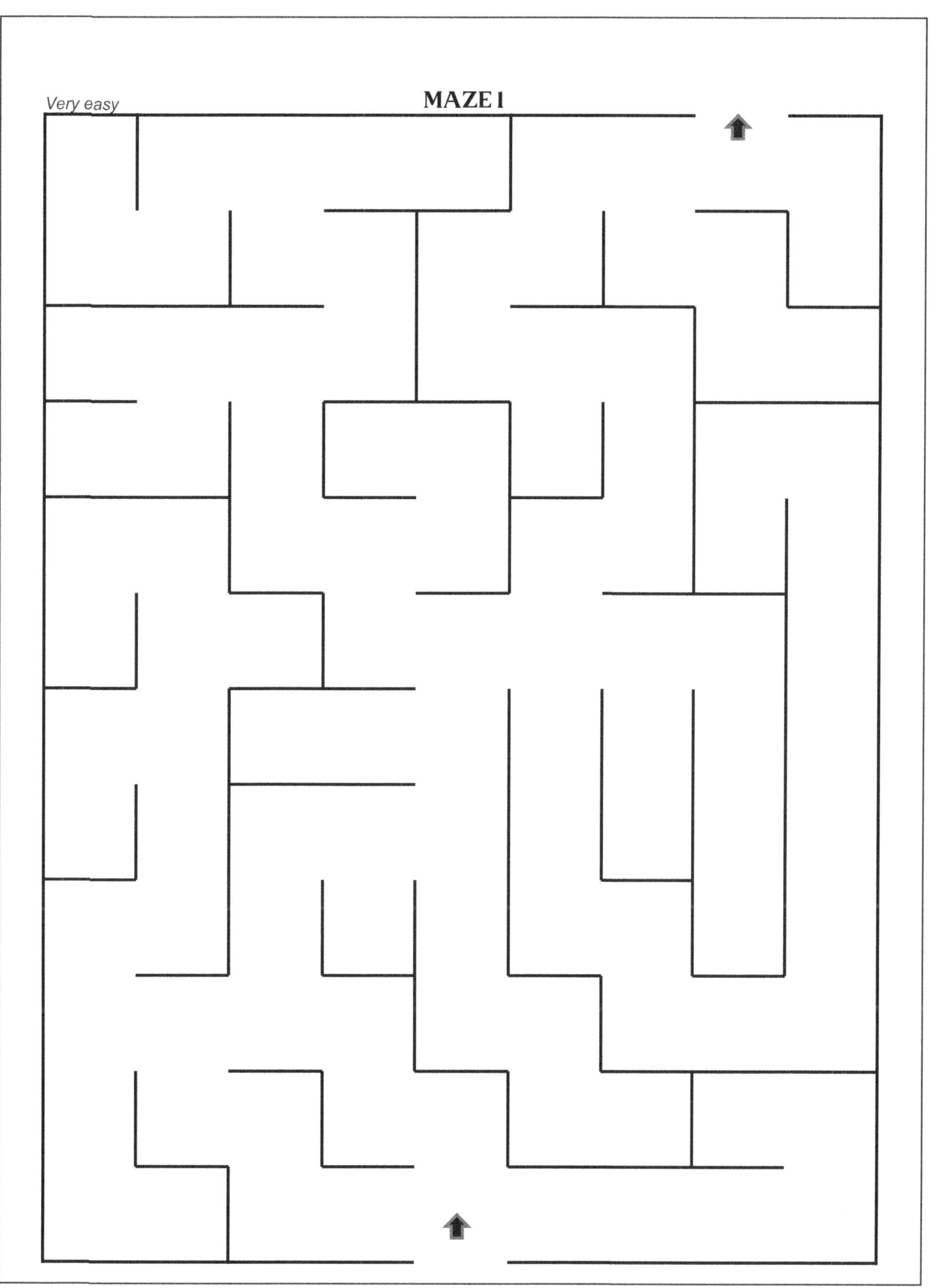

Easy **MAZE 2**

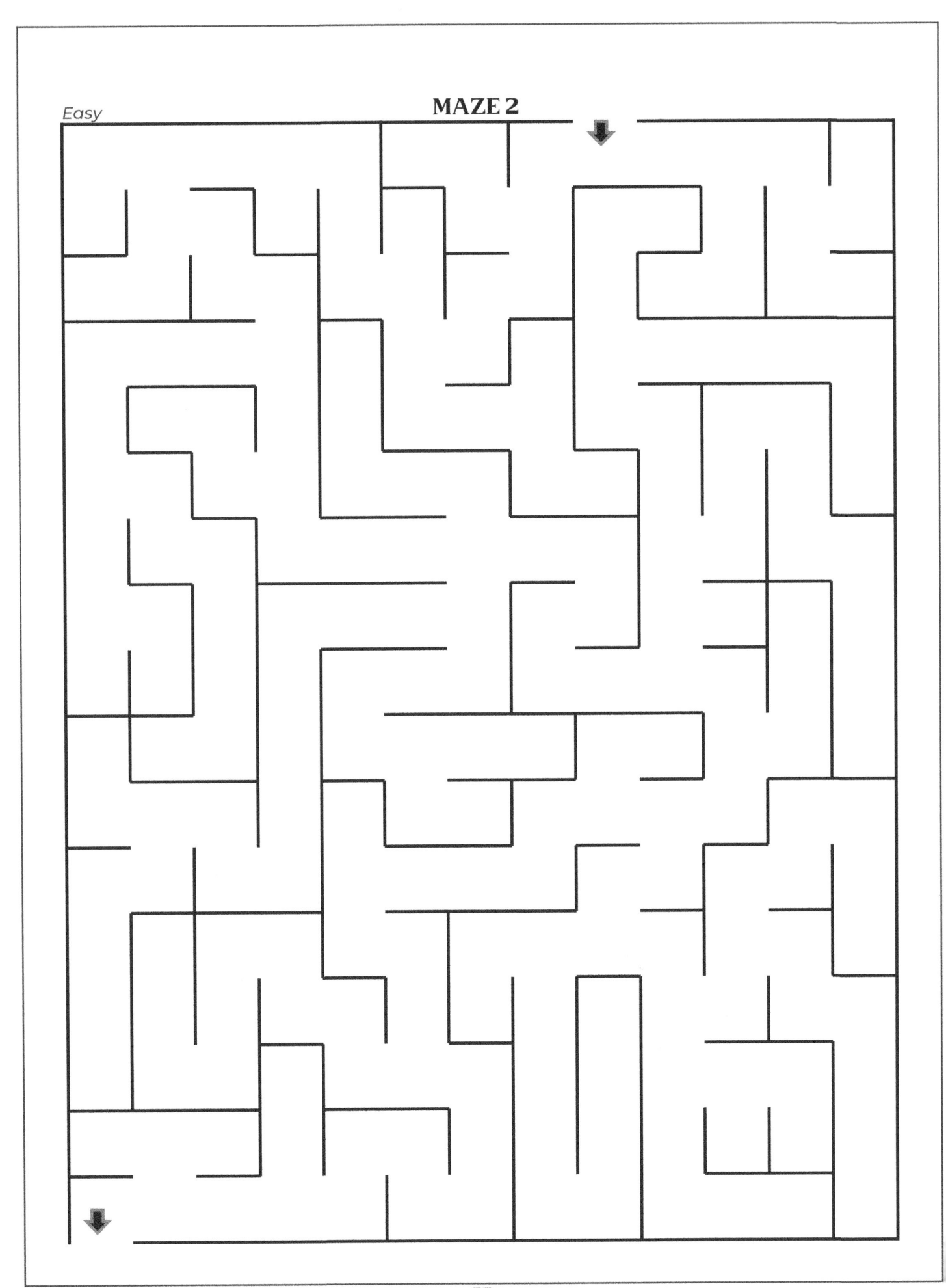

Intermediate   **MAZE 3**

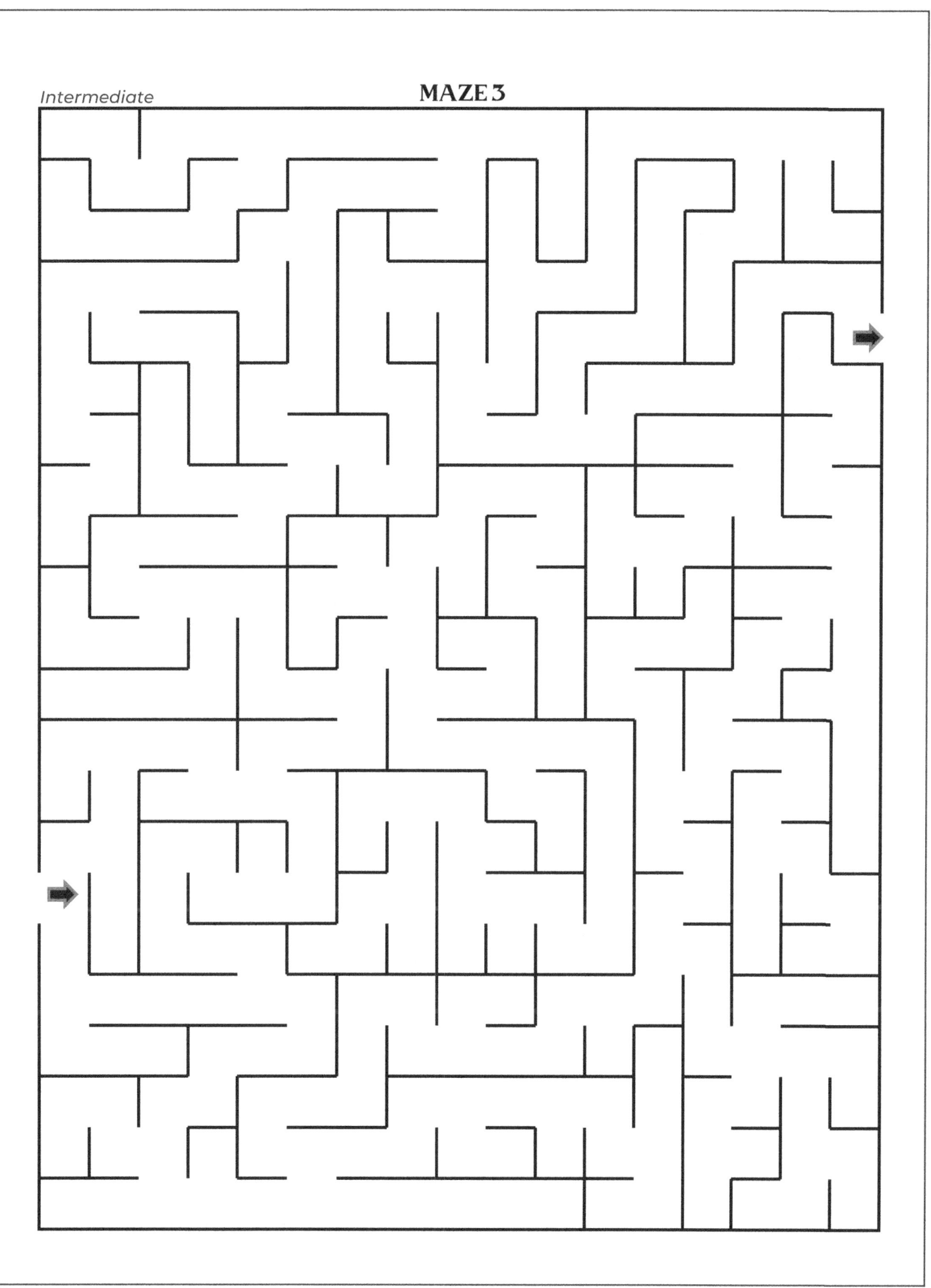

Hard   **MAZE 4**

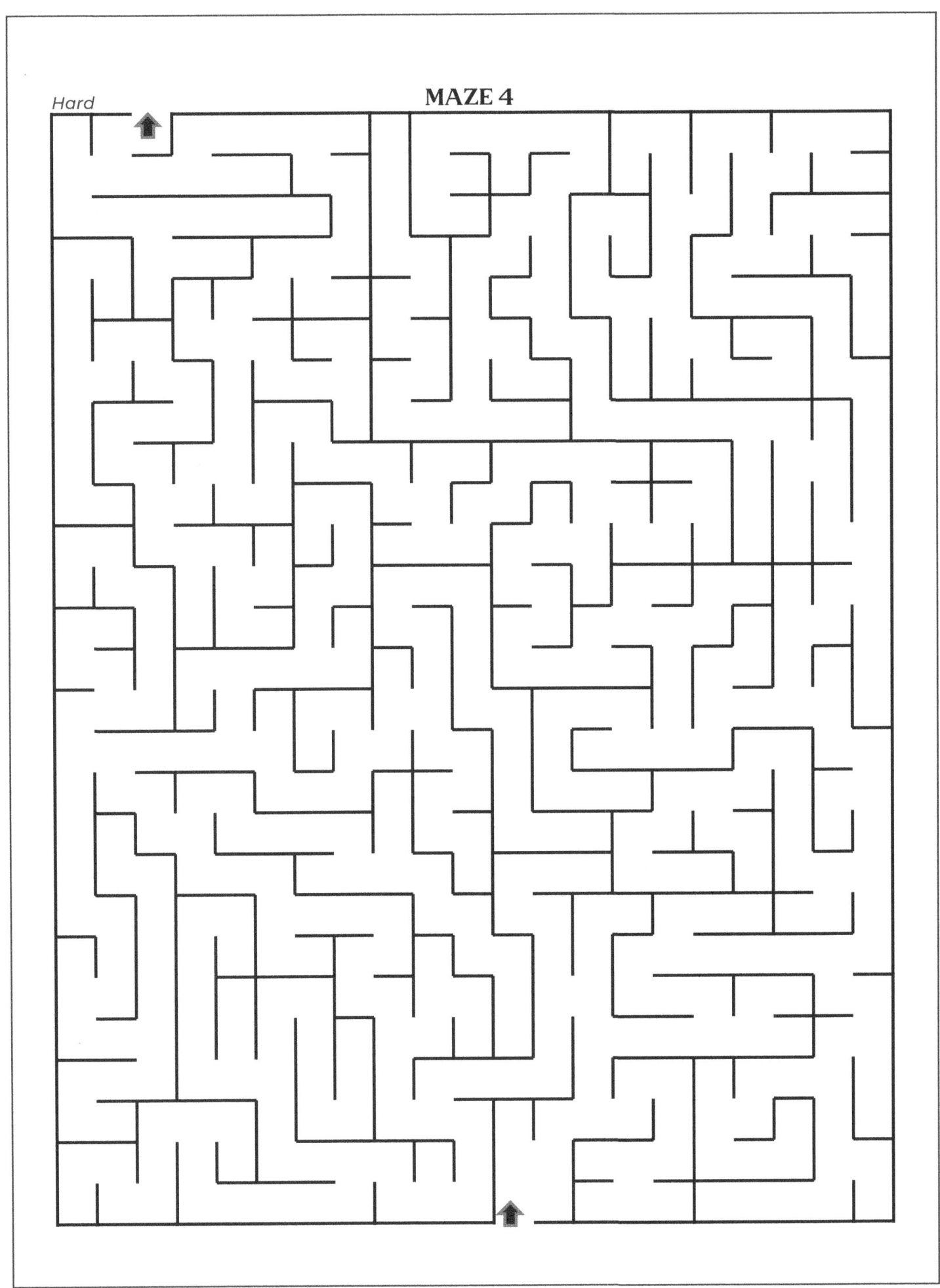

Very Hard   **MAZE 5**

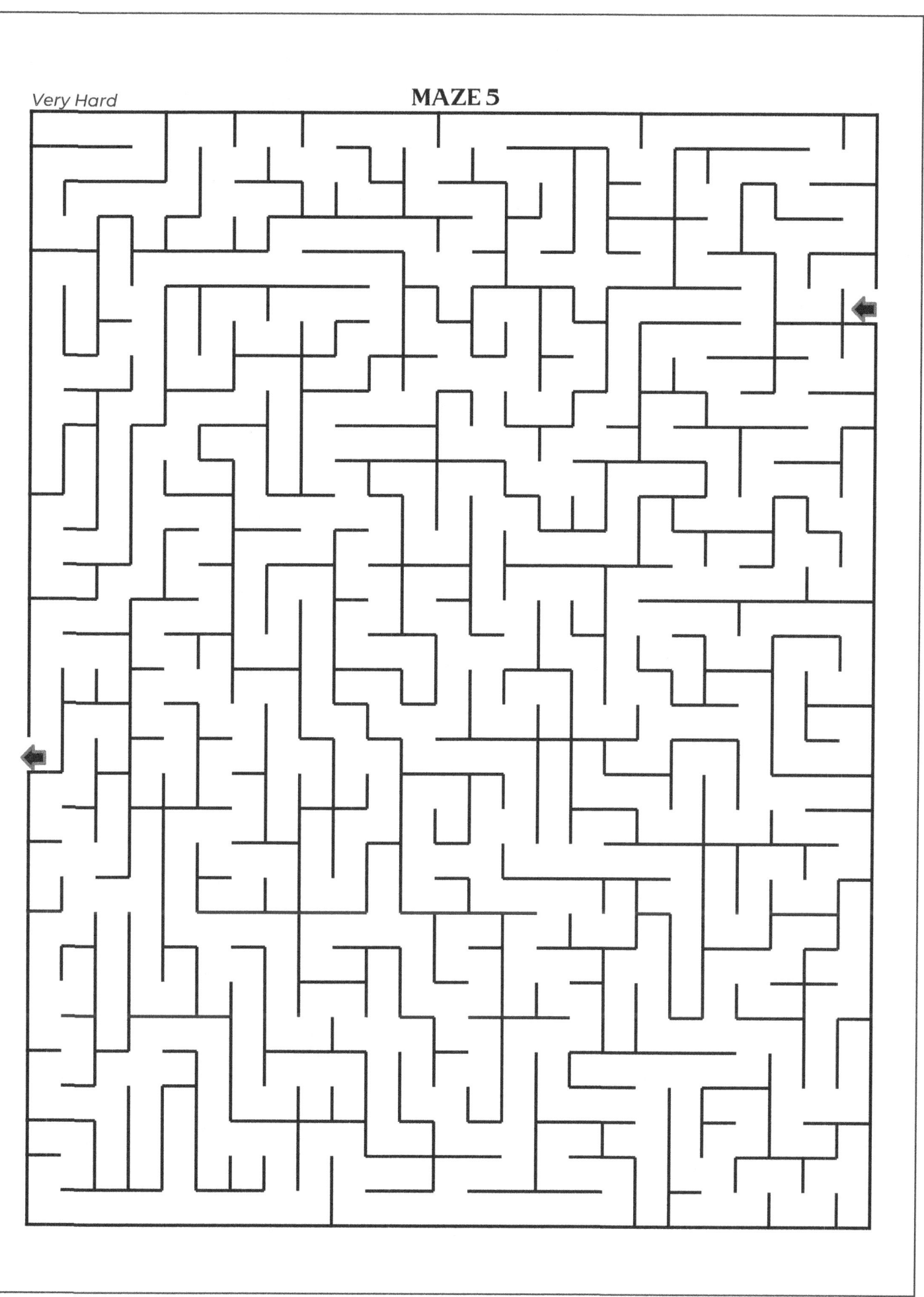

Very easy   **MAZE 1 (Solution)**

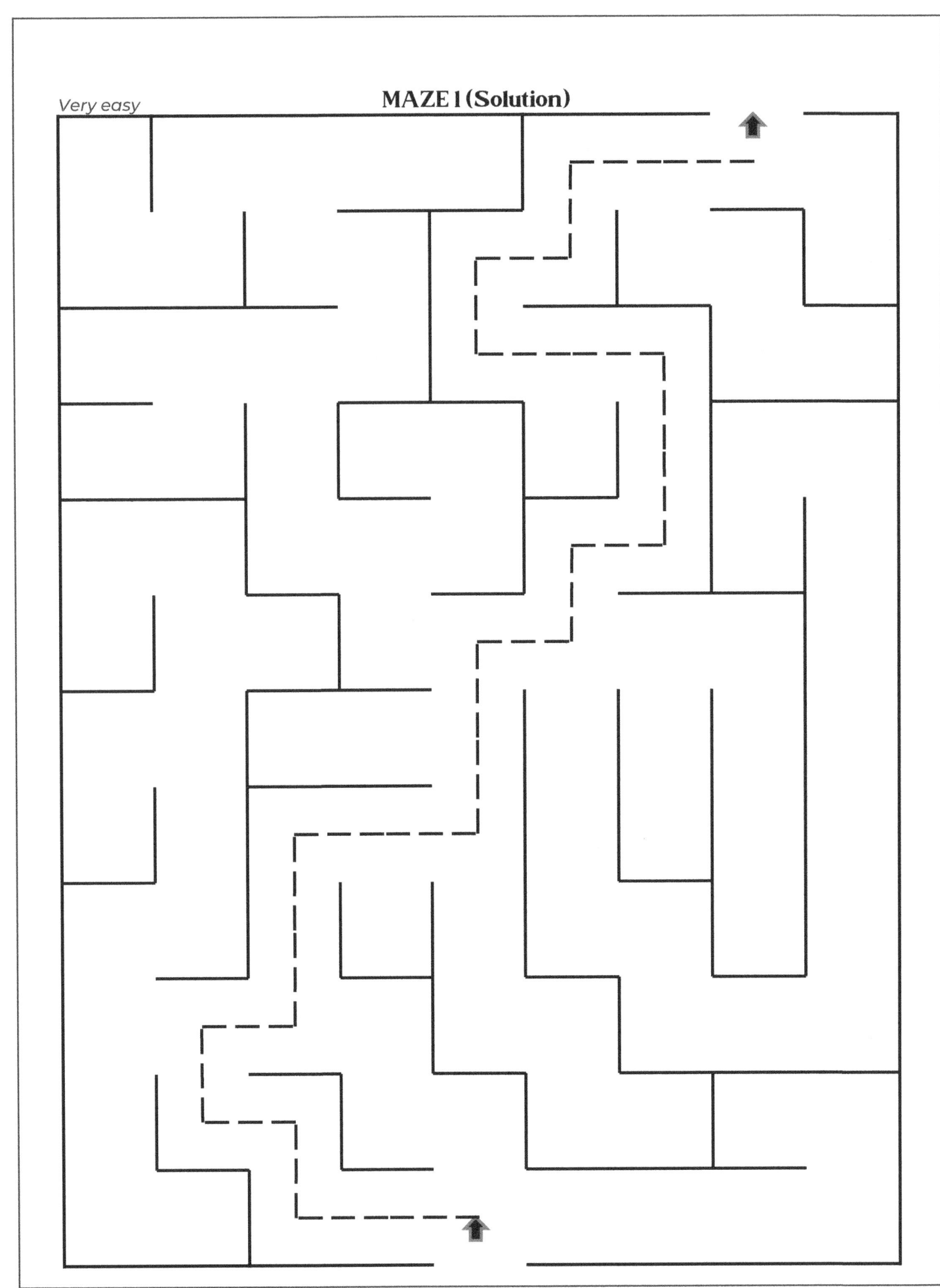

81

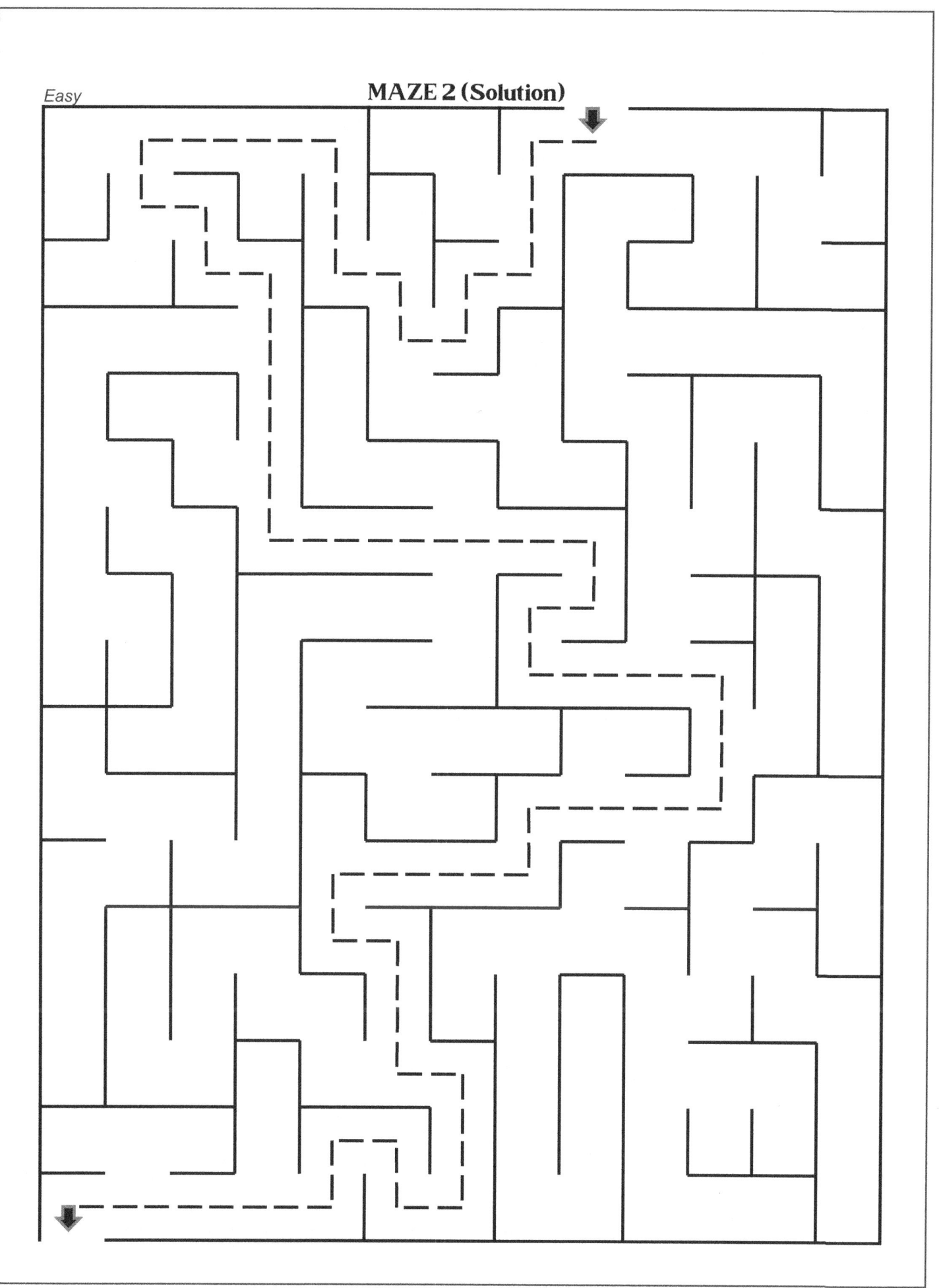

Easy

MAZE 2 (Solution)

82

Intermediate   **MAZE 3 (Solution)**

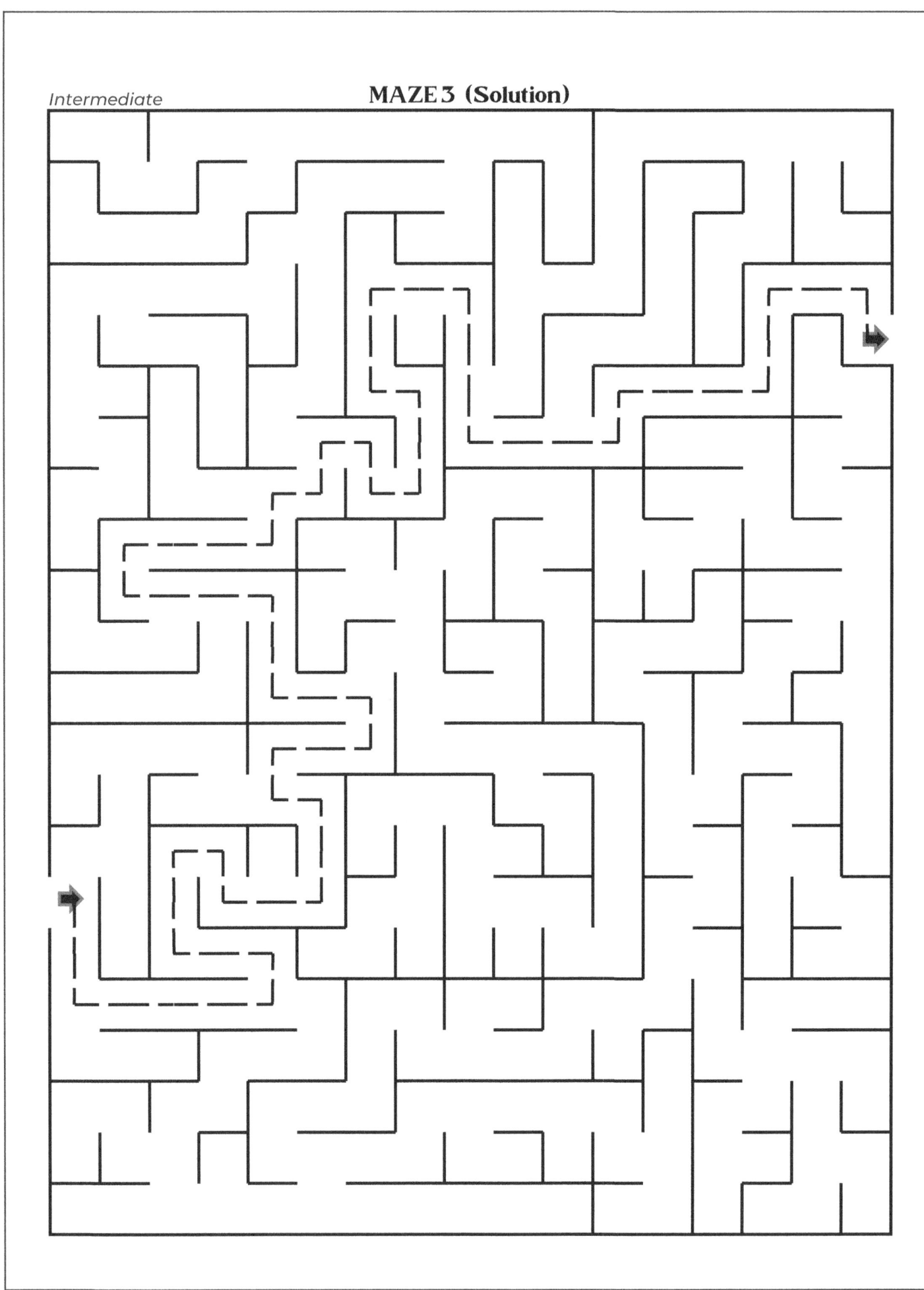

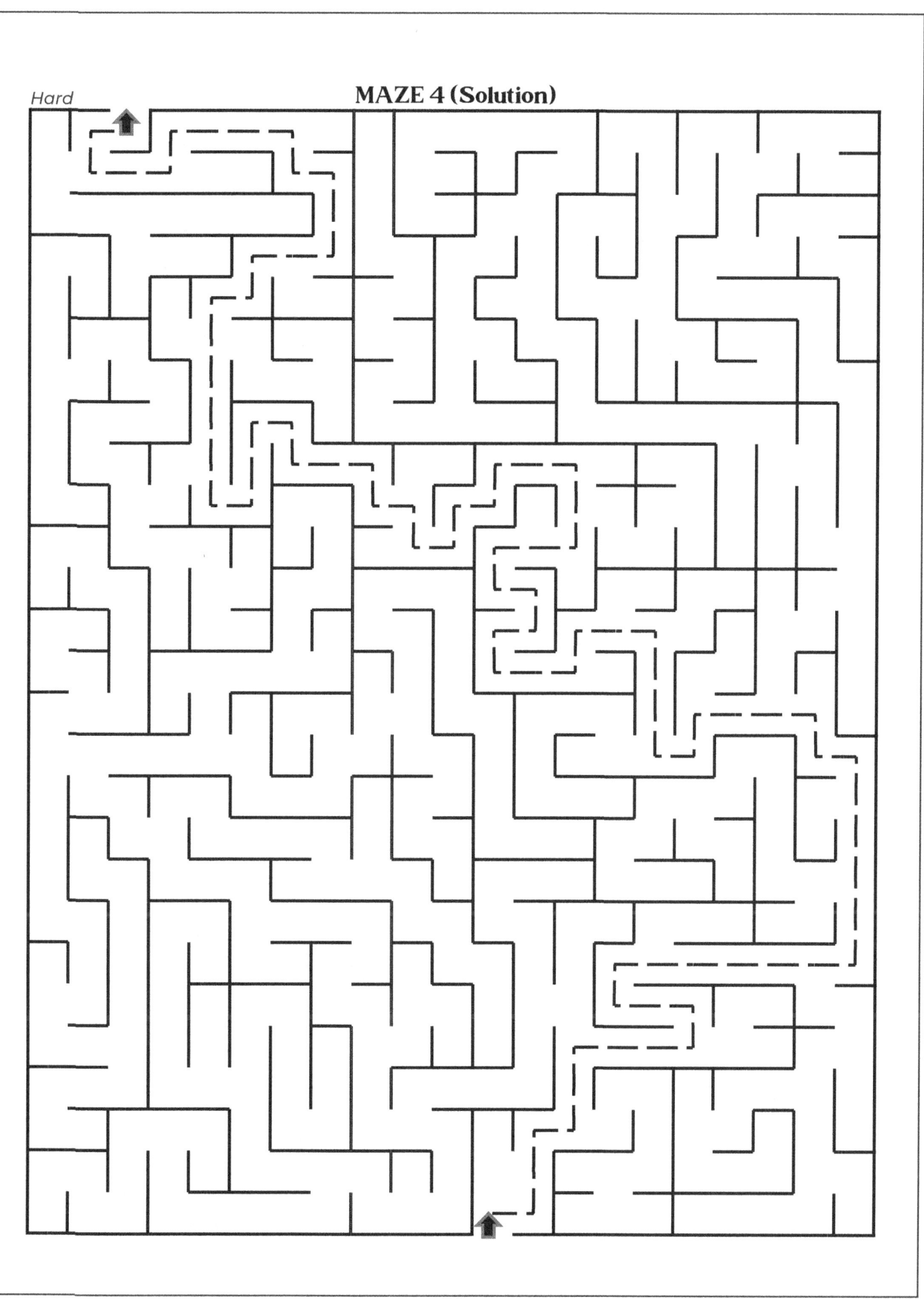

Hard

MAZE 4 (Solution)

Very Hard

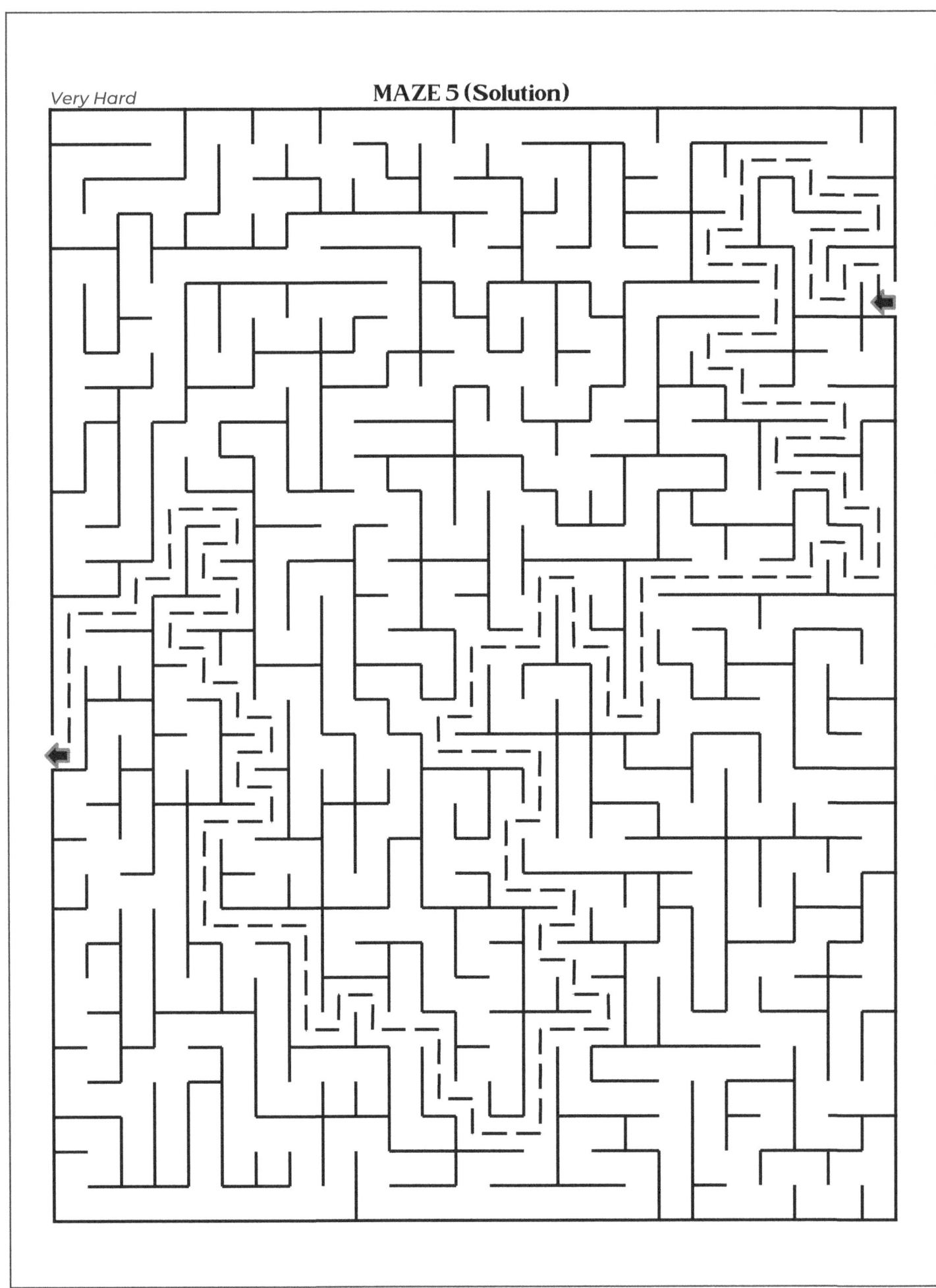

MAZE 5 (Solution)

WORD SCRAMBLE

HOW TO PLAY:

Word scramble is a fun and challenging word game where you unscramble jumbled letters to form real words.

Look carefully at the collection of letters provided, which are scrambled to form jumbled words.

Use your vocabulary and try different combinations to rearrange the letters and form valid words.

Pay attention to any themes suggested by the title or context of the word scramble. Themes may provide hints or clues about the words you're trying to unscramble.

ANIMALS

EAPHLTNE	
GRIFAFE	
EITGR	
EIGNNPU	
HOLDPNI	
KAOLA	
HMAEECPNIZ	
EHCATHE	
NIOEHRSRCO	
GONOAKRA	

FRUITS

NAANAB	
APELP	
AGOREN	
EARWRTBRYS	
PIEALPPEN	
WEENATRMOL	
IWIK	
RPGAE	
OMGNA	
ECPAH	

COLORS

EDR	
LEBU	
EEGRN	
LYOWLE	
RPEPUL	
AGOERN	
PNKI	
ONRBW	
KLBAC	
TEWIH	

COUNTRIES

IZALBR	
CANAAD	
PAJAN	
ULATSARAI	
DINAI	
NCAEFR	
LTIAY	
GPTYE	
RAIUSS	
XMIECO	

SPORTS

CEROCS	
AATSLKELBB	
NSIENT	
GISWNMMI	
ALBEASLB	
LOLVELAYBL	
OGLF	
BYGUR	
CKYHEO	
YLGNCCI	

VEGETABLES

RROATC	
MOTTAO	
ATPOOT	
UMCRUCBE	
BOLCROIC	
PINCHSA	
ECELUTT	
OINNO	
AEP	
GEGPLTNA	

PROFESSIONS

RTOODC	
EECHTRA	
RNGENEEI	
SATITR	
HFCE	
ITOPL	
WEYRLA	
NSEUR	
ACTCHIERT	
SANIUCIM	

BODY PARTS

RMA	
EGL	
DAHE	
HDAN	
OFOT	
EEY	
RAE	
NSOE	
UTOMH	
ABCK	

TRANSPORTATION

RAC	
BSU	
IATNR	
IBCEYCL	
OABT	
ALPEN	
CLTHOIREPE	
LRMCCOYOTE	
CTUKR	
YBSAWU	

PLANETS

MCYRURE	
NEVSU	
REAHT	
AMRS	
JIURPTE	
ASTRNU	
RNUUAS	
UETNEPN	
LOUPT	
SERCE	

ANIMALS (Solution)

EAPHLTNE	Elephant
GRIFAFE	Giraffe
EITGR	Tiger
EIGNNPU	Penguin
HOLDPNI	Dolphin
KAOLA	Koala
HMAEECPNIZ	Chimpanzee
EHCATHE	Cheetah
NIOEHRSRCO	Rhinoceros
GONOAKRA	Kangaroo

FRUITS (Solution)

NAANAB	Banana
APELP	Apple
AGOREN	Orange
EARWRTBRYS	Strawberry
PIEALPEPN	Pineapple
WEENATRMOL	Watermelon
IWIK	Kiwi
RPGAE	Grape
OMGNA	Mango
ECPAH	Peach

COLORS (Solution)

EDR	Red
LEBU	Blue
EEGRN	Green
LYOWLE	Yellow
RPEPUL	Purple
AGOERN	Orange
PNKI	Pink
ONRBW	Brown
KLBAC	Black
TEWIH	White

COUNTRIES (Solution)

IZALBR	Brazil
CANAAD	Canada
PAJAN	Japan
ULATSARAI	Australia
DINAI	India
NCAEFR	France
LTIAY	Italy
GPTYE	Egypt
RAIUSS	Russia
XMIECO	Mexico

SPORTS (Solution)

CEROCS	Soccer
AATSLKELBB	Basketball
NSIENT	Tennis
GISWNMMI	Swimming
ALBEASLB	Baseball
LOLVELAYBL	Volleyball
OGLF	Golf
BYGUR	Rugby
CKYHEO	Hockey
YLGNCCI	Cycling

VEGETABLES (Solution)

RROATC	Carrot
MOTTAO	Tomato
ATPOOT	Potato
UMCRUCBE	Cucumber
BOLCROIC	Broccoli
PINCHSA	Spinach
ECELUTT	Lettuce
OINNO	Onion
AEP	Pea
GEGPLTNA	Eggplant

PROFESSIONS (Solution)

RTOODC	Doctor
EECHTRA	Teacher
RNGENEEI	Engineer
SATITR	Artist
HFCE	Chef
ITOPL	Pilot
WEYRLA	Lawyer
NSEUR	Nurse
ACTCHIERT	Architect
SANIUCIM	Musician

BODY PARTS (Solution)

RMA	Arm
EGL	Leg
DAHE	Head
HDAN	Hand
OFOT	Foot
EEY	Eye
RAE	Ear
NSOE	Nose
UTOMH	Mouth
ABCK	Back

TRANSPORTATION (Solution)

RAC	Car
BSU	Bus
IATNR	Train
IBCEYCL	Bicycle
OABT	Boat
ALPEN	Plane
CLTHOIREPE	Helicopter
LRMCCOYOTE	Motorcycle
CTUKR	Truck
YBSAWU	Subway

PLANETS (Solution)

MCYRURE	Mercury
NEVSU	Venus
REAHT	Earth
AMRS	Mars
JIURPTE	Jupiter
ASTRNU	Saturn
RNUUAS	Uranus
UETNEPN	Neptune
LOUPT	Pluto
SERCE	Ceres

COLORING PAGES

DEAR SURVIVOR:

Welcome to this special coloring adventure tailored for those navigating knee surgery recovery!

In these pages, you'll find ten floral illustrations paired with humorous and uplifting quotes, designed to brighten your day and offer a dash of motivation.

Grab your coloring tools, relax, and let your creativity flow. Each stroke of color is a small tribute to your resilience and determination.

Enjoy this moment of relaxation, knowing you are cherished and supported.

STRONG KNEES, STRONG SPIRIT

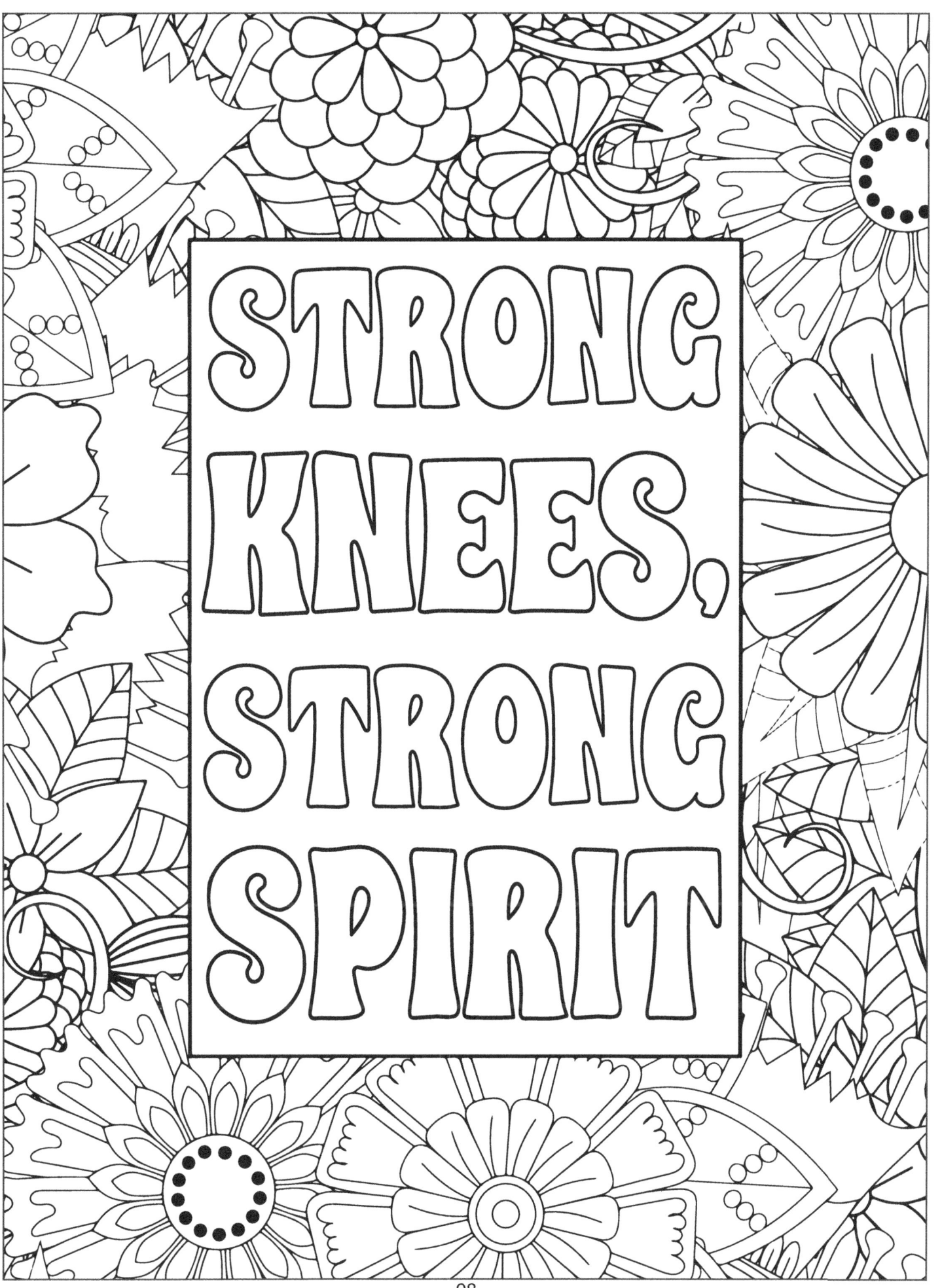

HEALING IS A COLORFUL JOURNEY

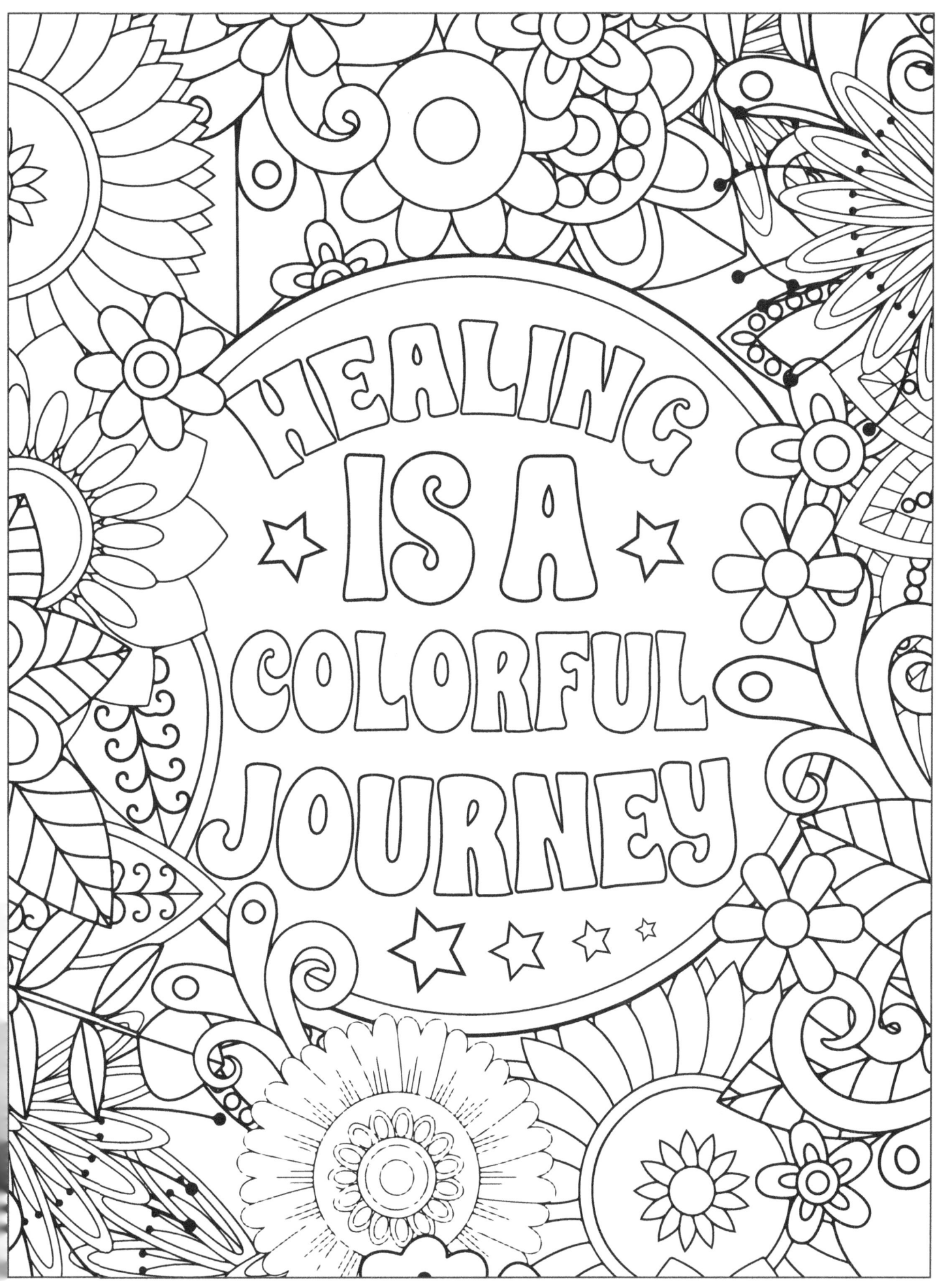

WITH EVERY BLEND, I BREAK BARRIERS

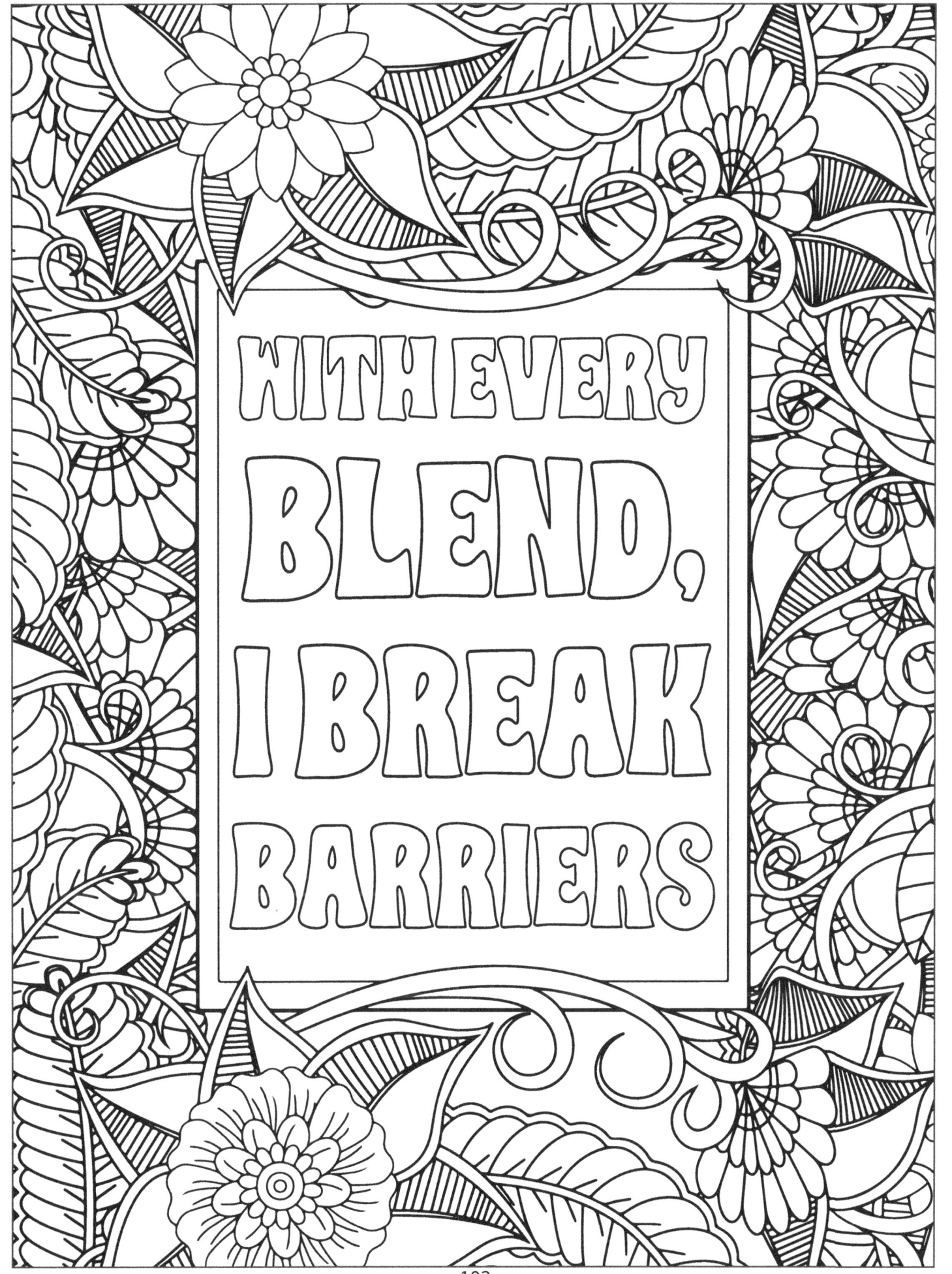

SMILE, YOUR KNEE IS HEALING

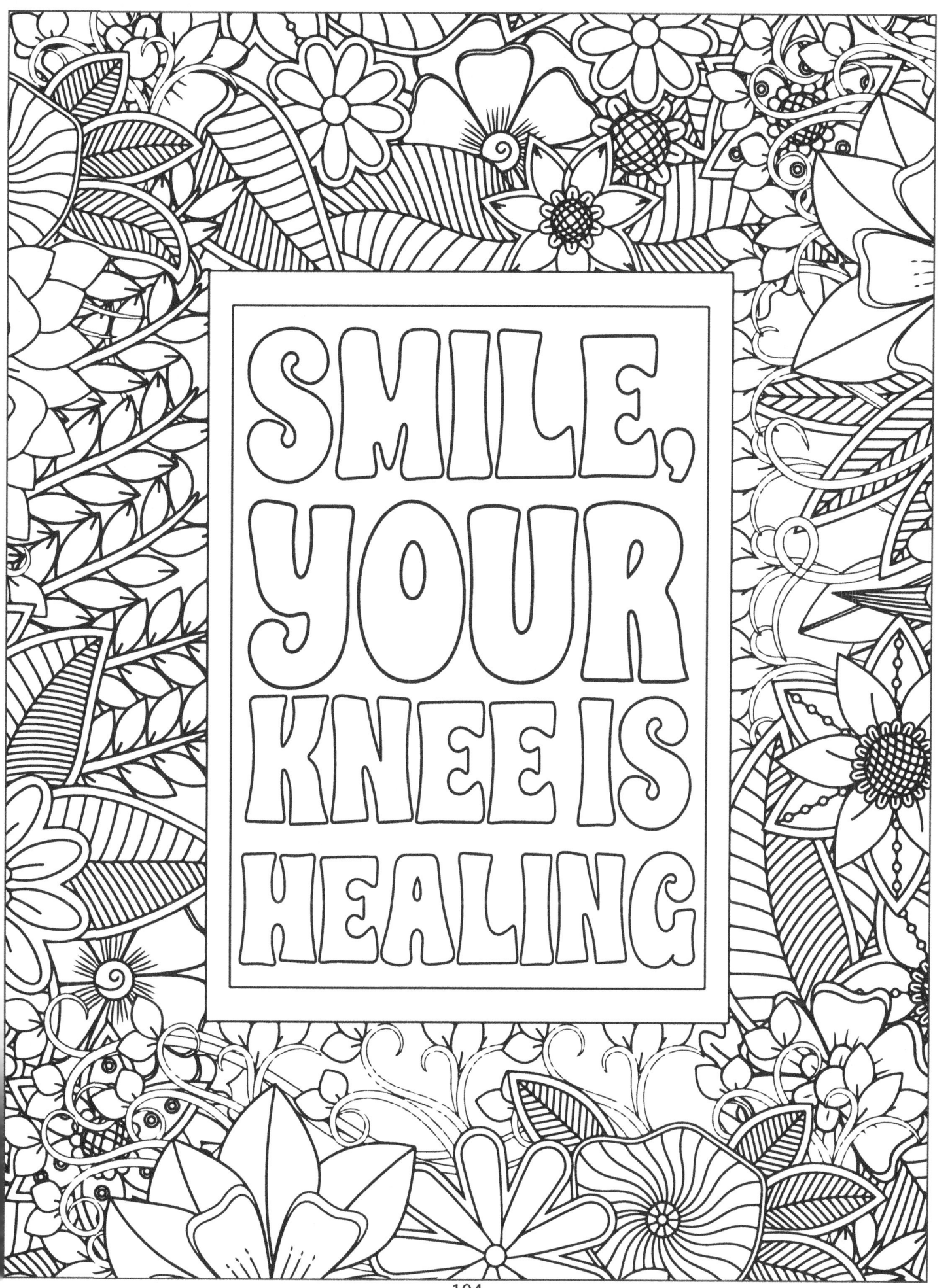

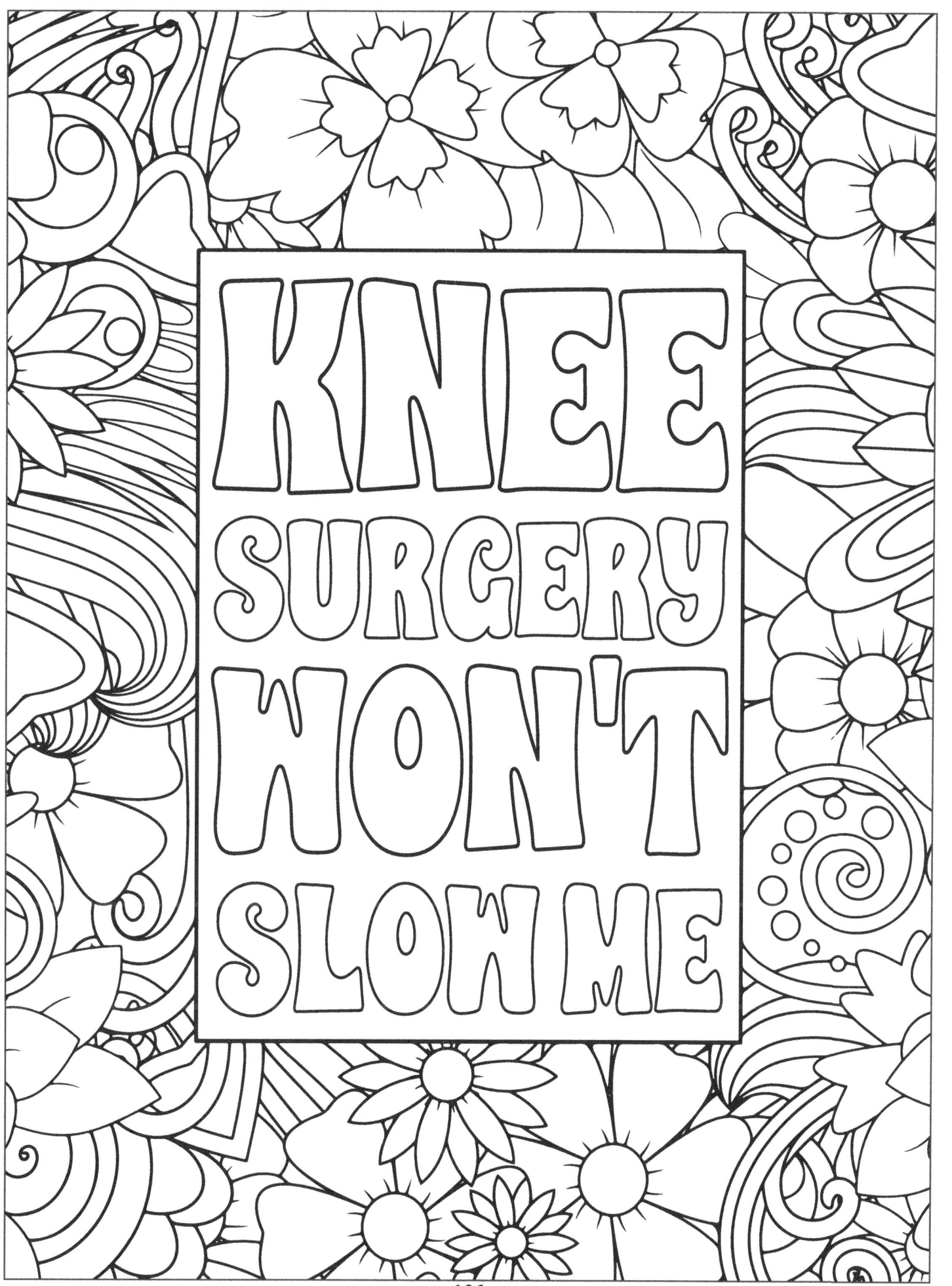

KNEE SURGERY WON'T SLOW ME

NEW KNEE, NEW POSSIBILITIES

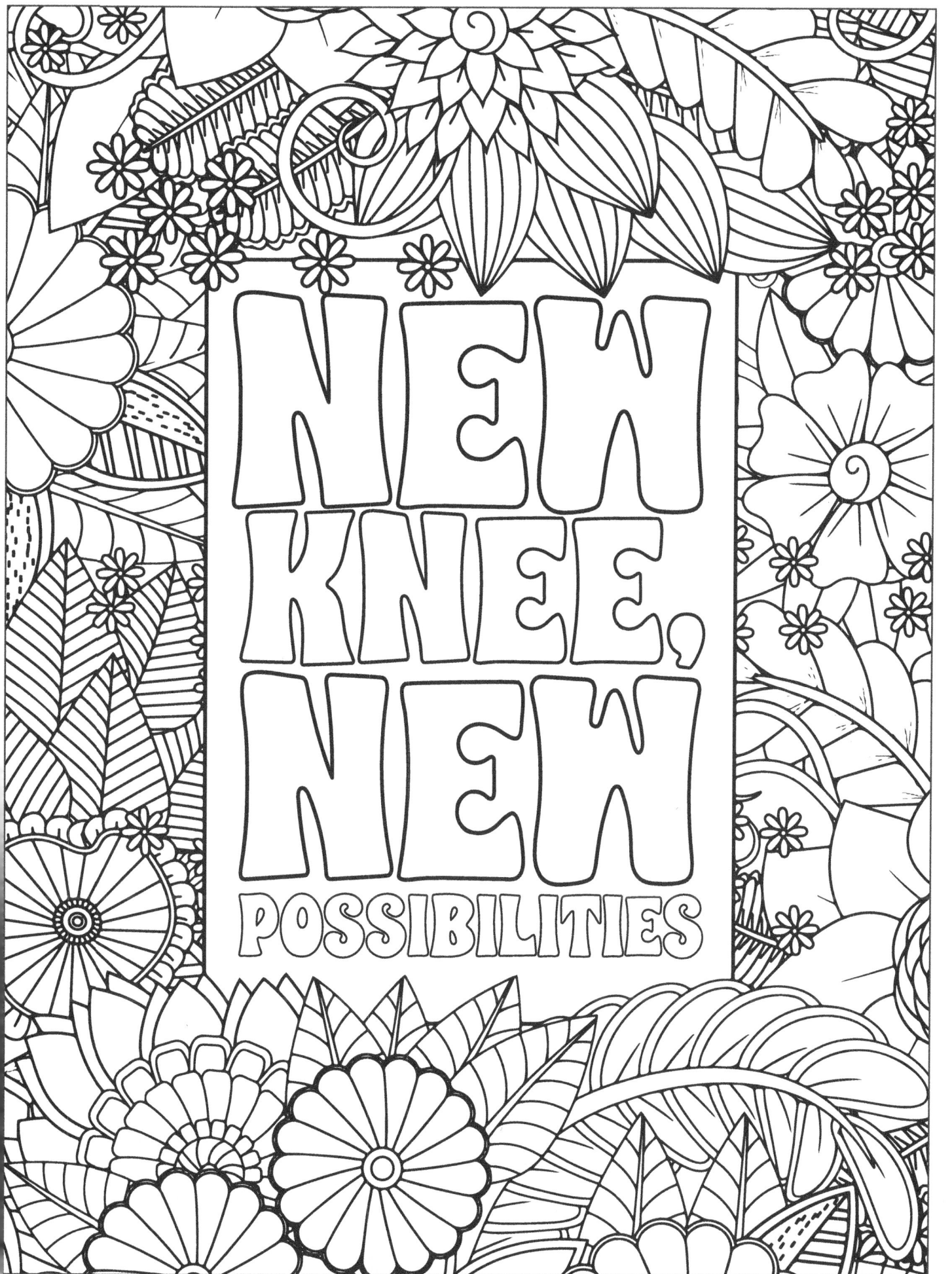

IN THE GAME OF KNEES I'M WINNING

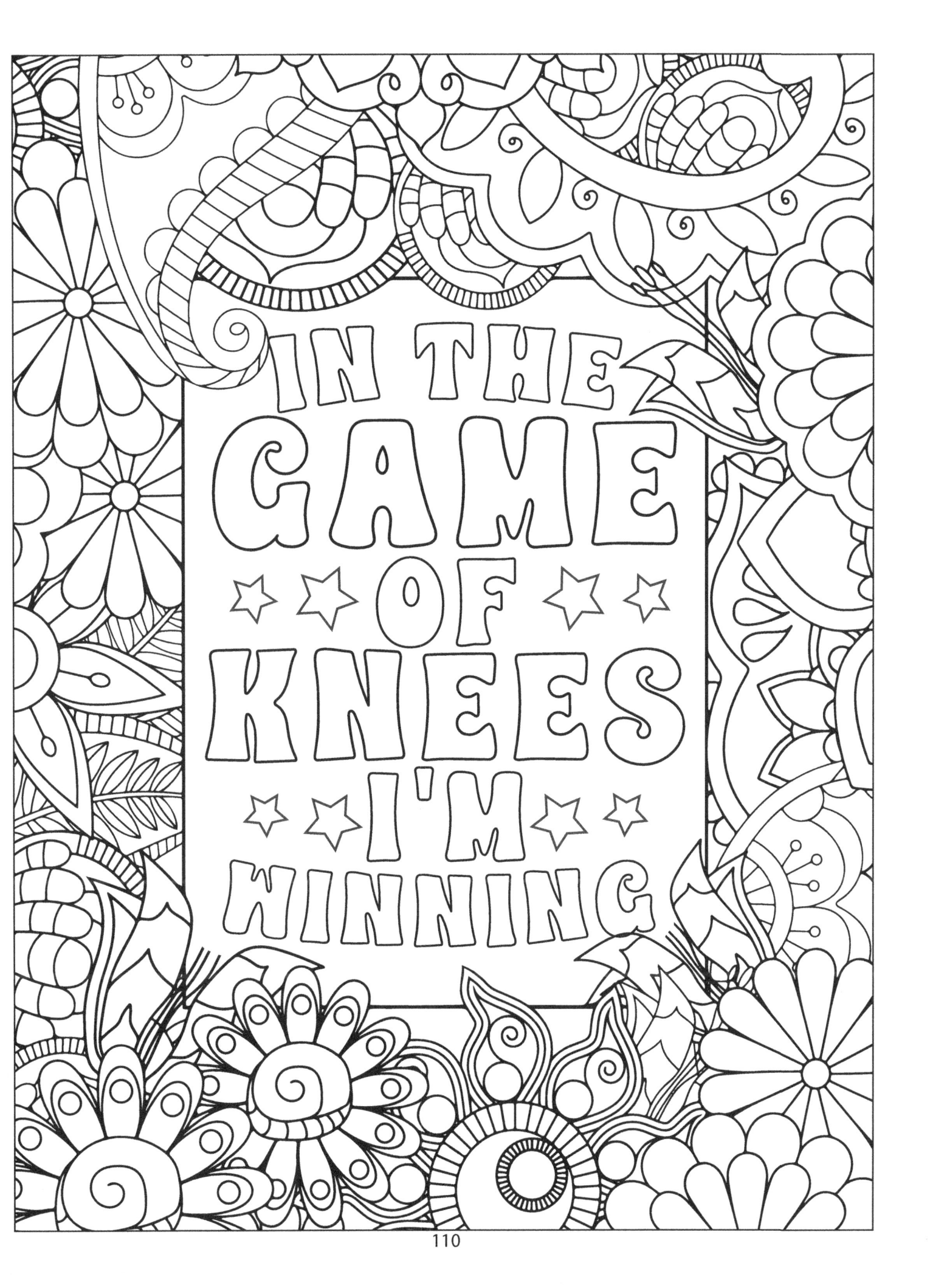

TURNING KNEE PAIN INTO KNEE GAIN

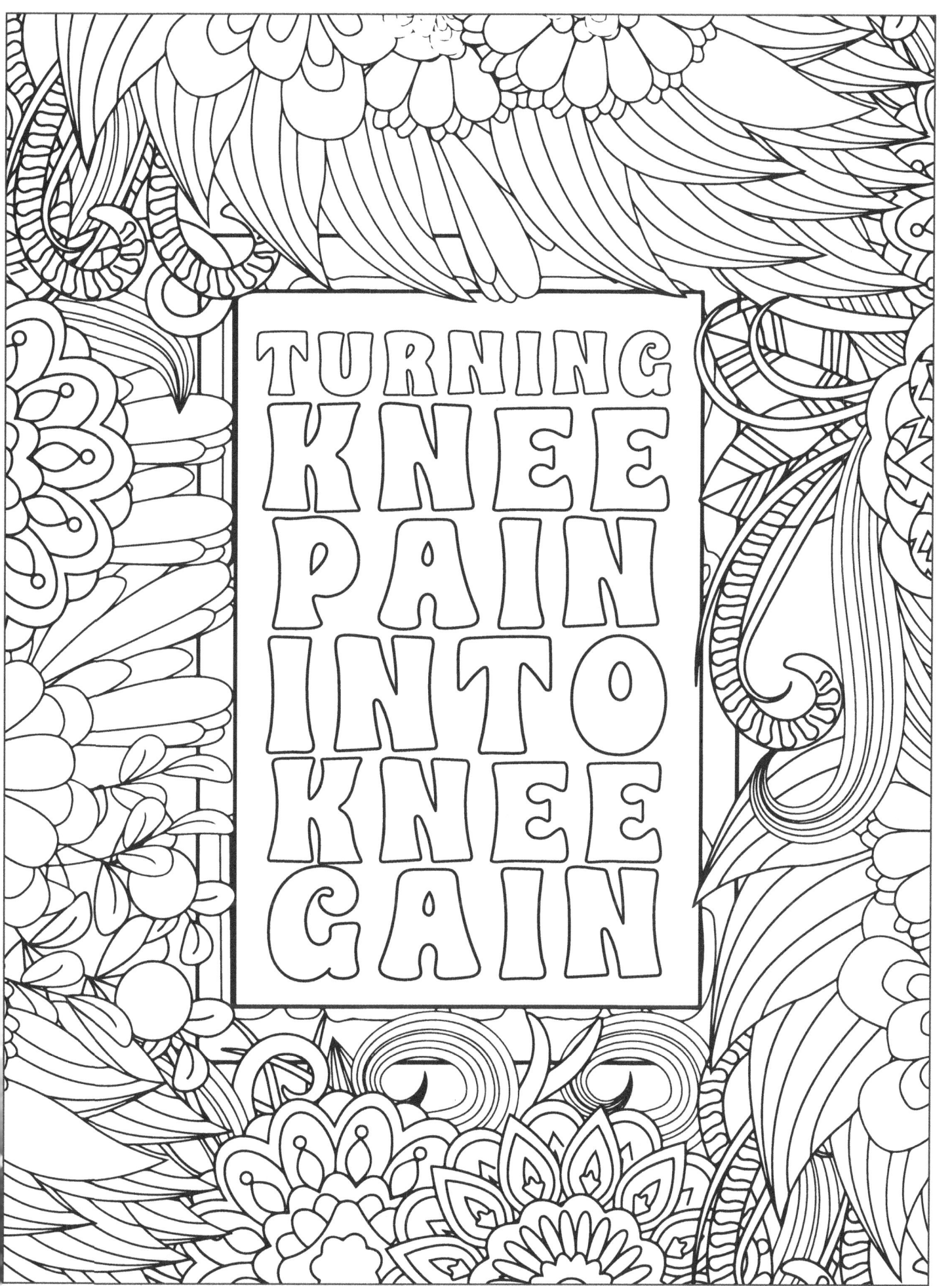

KNEE SURGERY: A CHAPTER IN MY STORY OF STRENGHT

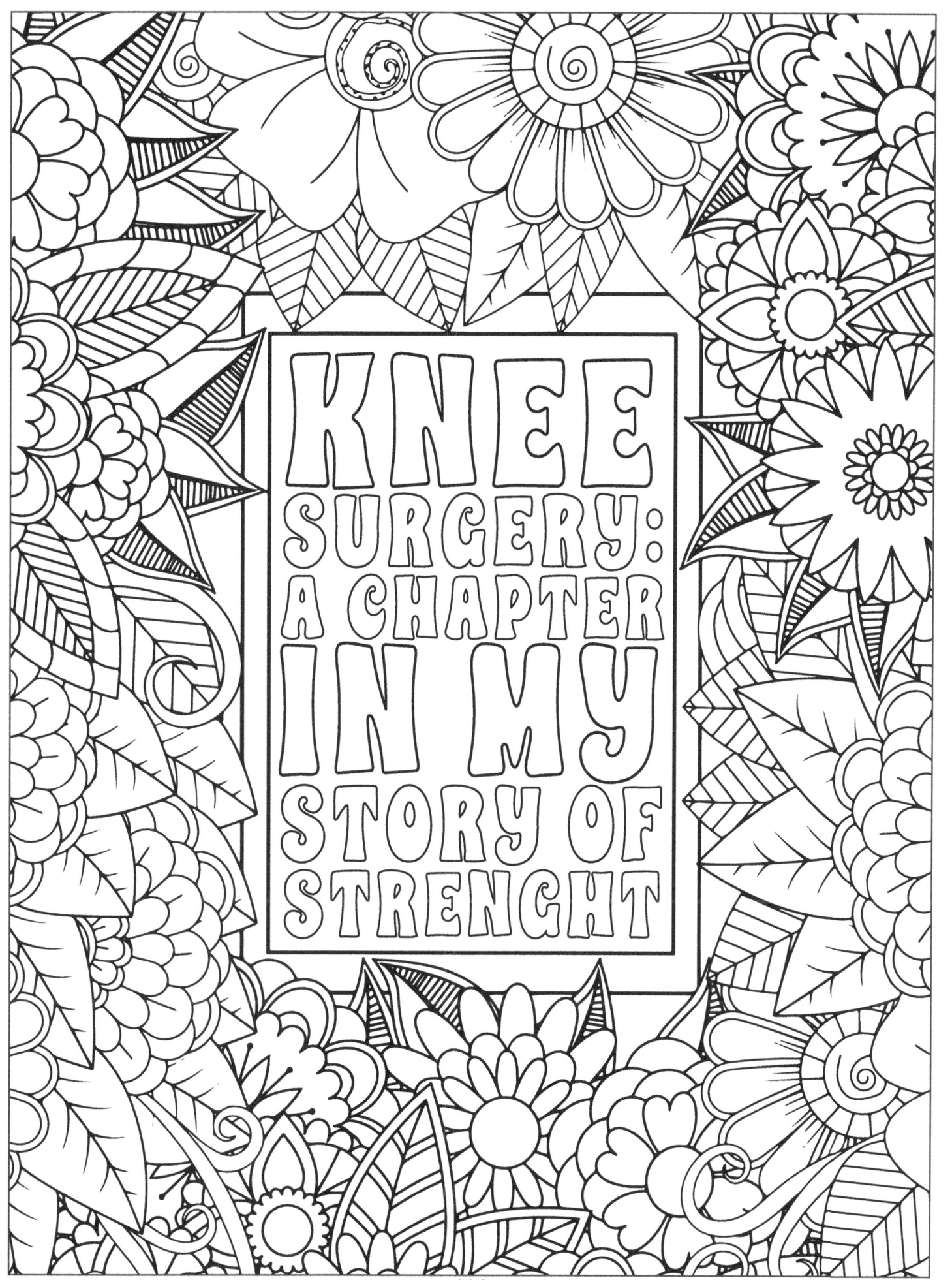

THROUGH THE PAIN, I FOUND ★ MY ★ POWER

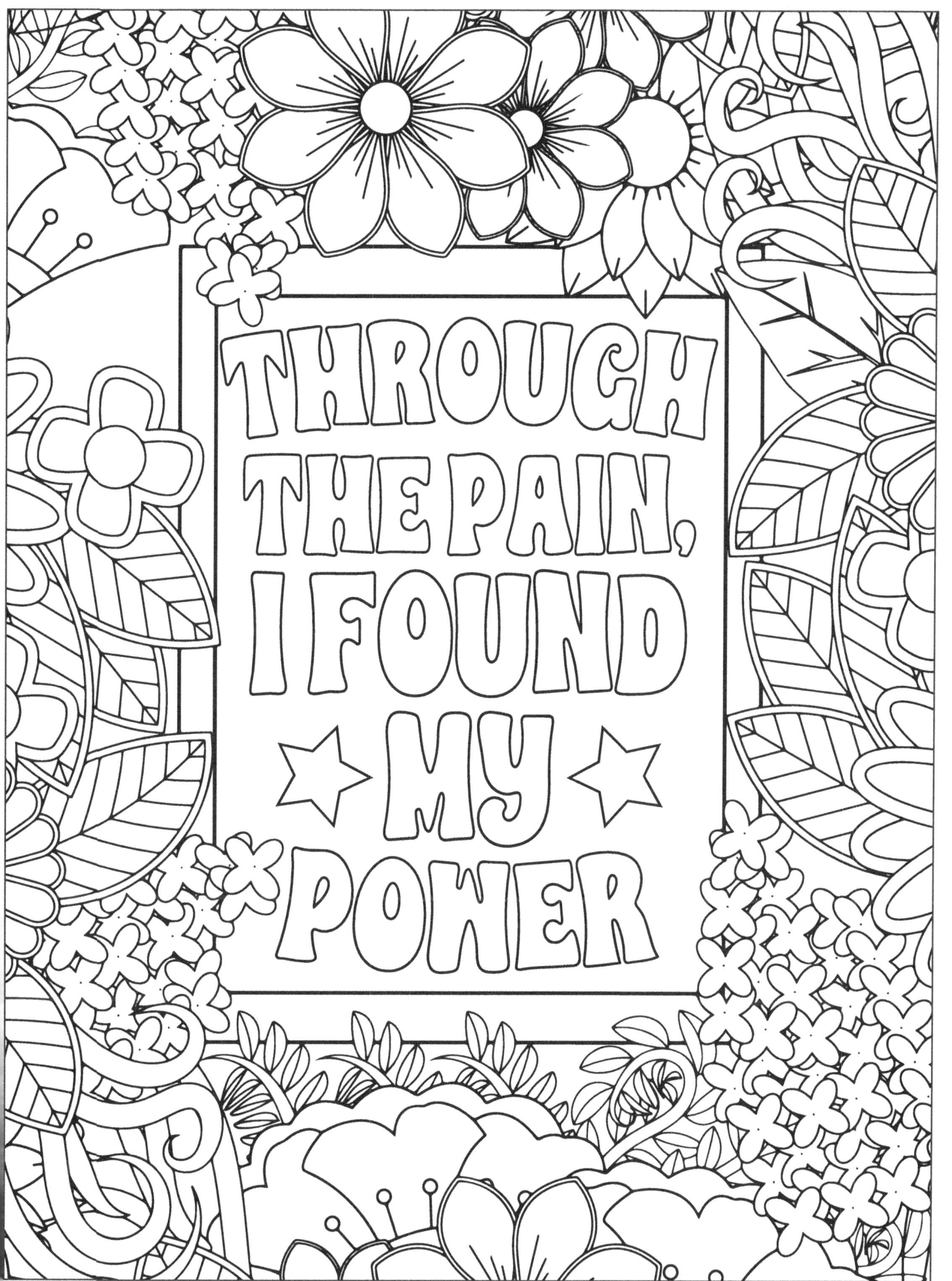

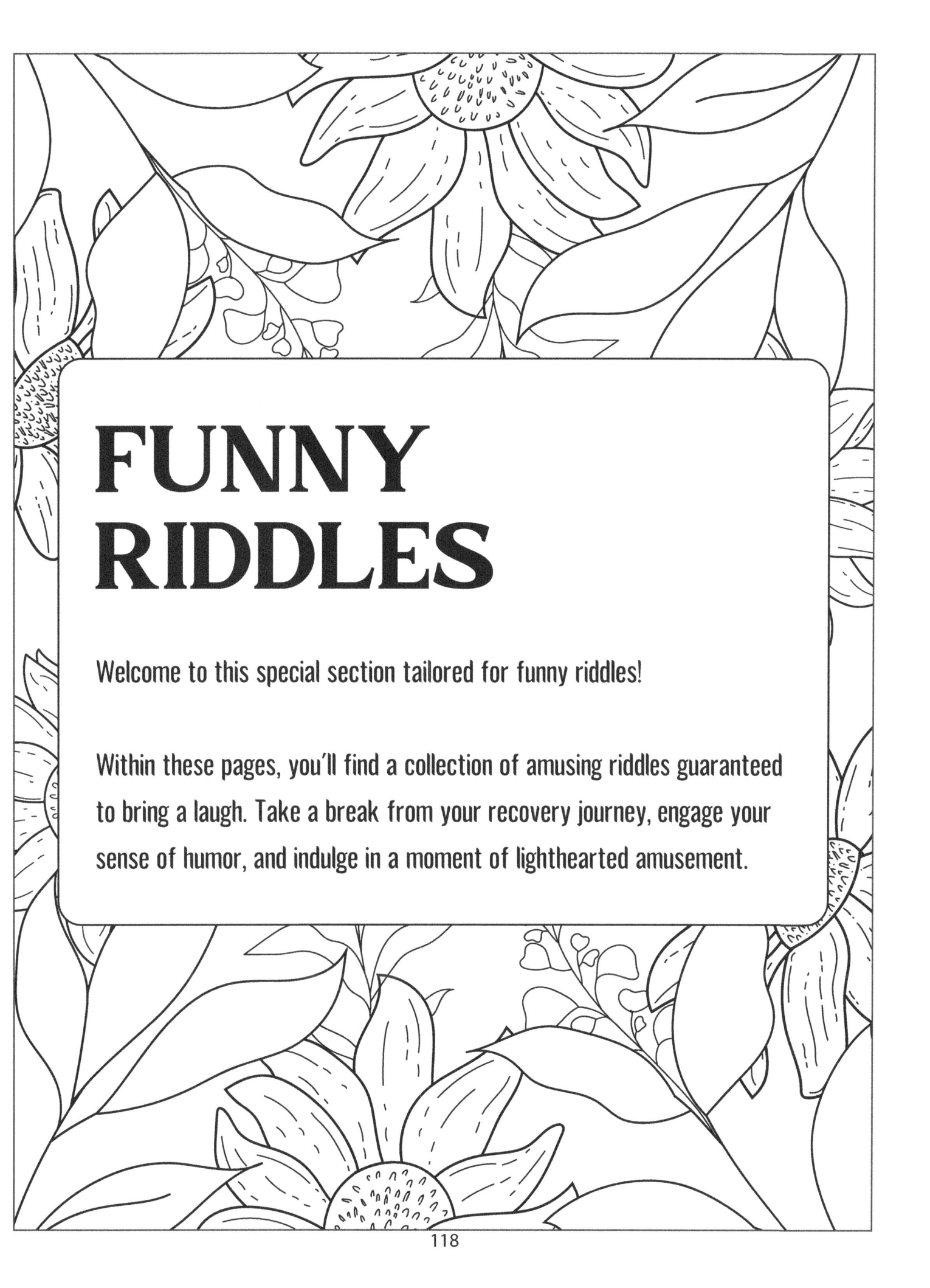

FUNNY RIDDLES

Welcome to this special section tailored for funny riddles!

Within these pages, you'll find a collection of amusing riddles guaranteed to bring a laugh. Take a break from your recovery journey, engage your sense of humor, and indulge in a moment of lighthearted amusement.

FUNNY RIDDLES

1. What has keys but can't open locks?

2. What kind of tree can you carry in your hand?

3. What gets wetter as it dries?

4. What has a neck but no head?

5. What belongs to you but others use it more than you do?

6. What has one eye but can't see?

7. What can travel around the world while staying in a corner?

8. What goes up but never comes down?

9. What has many keys but can't open a single lock?

10. What has teeth but can't bite?

11. What has a heart but no other organs?

12. What is always in front of you but can't be seen?

13. What starts with the letter "t", ends with the letter "t", and is full of "t"?

14. What has a foot but no legs?

15. What has hands but cannot clap?

16. What is so fragile that saying its name breaks it?

17. What can you catch but not throw?

18. What has a thumb and four fingers but isn't alive?

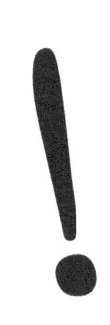

19. What has a bark but no bite?

20. What goes up when rain comes down?

21. What is full of holes but still holds water?

22. What is the best time to go to the dentist?

23. What runs around the whole yard without moving?

24. What has a bed but never sleeps, a mouth but never eats?

25. What has legs but cannot walk?

26. What goes up and down but never moves?

27. What can fill a room but takes up no space?

28. What has a neck but no head, and arms but no hands?

29. What is the center of gravity?

30. What has a heart that doesn't beat?

31. What is easy to get into but hard to get out of?

32. What has branches and leaves but no trunk?

33. What has cities, but no houses; forests, but no trees; and rivers, but no water?

34. What comes once in a minute, twice in a moment, but never in a thousand years?

35. What is black when you buy it, red when you use it, and gray when you throw it away?

FUNNY RIDDLES (Solution)

1. A piano
2. A palm tree
3. A towel
4. A bottle
5. Your name
6. A needle
7. A stamp
8. Your age
9. A keyboard
10. A comb
11. A deck of cards
12. The future
13. A teapot
14. A ruler
15. A clock
16. Silence
17. A cold
18. A glove
19. A tree
20. An umbrella
21. A sponge
22. Tooth-hurty (2:30)
23. A fence
24. A river
25. A table
26. A staircase
27. Light
28. A shirt
29. The letter "v"
30. An artichoke
31. Trouble
32. A library
33. A map
34. The letter "m"
35. Charcoal

Made in the USA
Las Vegas, NV
05 March 2025